中国中药资源大典
——中药材系列

中药材生产加工适宜技术丛书
中药材产业扶贫计划

太子参生产加工适宜技术

总 主 编 黄璐琦
主   编 周 涛 江维克

中国医药科技出版社

内 容 提 要

《中药材生产加工适宜技术丛书》以全国第四次中药资源普查工作为抓手,系统整理我国中药材栽培加工的传统及特色技术,旨在科学指导、普及中药材种植及产地加工,规范中药材种植产业。本书为太子参生产加工适宜技术,包括:概述、太子参药用资源、太子参栽培技术、太子参药材质量、太子参现代研究与应用等内容。本书适合中药种植户及中药材生产加工企业参考使用。

图书在版编目(CIP)数据

太子参生产加工适宜技术 / 周涛,江维克主编. — 北京:中国医药科技出版社,2017.11

(中国中药资源大典. 中药材系列. 中药材生产加工适宜技术丛书)

ISBN 978-7-5067-9500-5

Ⅰ.①太⋯ Ⅱ.①周⋯ ②江⋯ Ⅲ.①孩儿参—中药加工 Ⅳ.① R282.71

中国版本图书馆 CIP 数据核字(2017)第 197594 号

美术编辑	陈君杞
版式设计	锋尚设计
出版	中国医药科技出版社
地址	北京市海淀区文慧园北路甲 22 号
邮编	100082
电话	发行:010-62227427 邮购:010-62236938
网址	www.cmstp.com
规格	710×1000mm $\frac{1}{16}$
印张	$5\frac{3}{4}$
字数	52 千字
版次	2017 年 11 月第 1 版
印次	2017 年 11 月第 1 次印刷
印刷	北京盛通印刷股份有限公司
经销	全国各地新华书店
书号	ISBN 978-7-5067-9500-5
定价	15.00 元

版权所有　盗版必究

举报电话:010-62228771

本社图书如存在印装质量问题请与本社联系调换

中药材生产加工适宜技术丛书
编委会

总 主 编 黄璐琦

副 主 编 （按姓氏笔画排序）

王晓琴　王惠珍　韦荣昌　韦树根　左应梅　叩根来
白吉庆　吕惠珍　朱田田　乔永刚　刘根喜　闫敬来
江维克　李石清　李青苗　李旻辉　李晓琳　杨　野
杨天梅　杨太新　杨绍兵　杨美权　杨维泽　肖承鸿
吴　萍　张　美　张　强　张水寒　张亚玉　张金渝
张春红　张春椿　陈乃富　陈铁柱　陈清平　陈随清
范世明　范慧艳　周　涛　郑玉光　赵云生　赵军宁
胡　平　胡本详　俞　冰　袁　强　晋　玲　贾守宁
夏燕莉　郭兰萍　郭俊霞　葛淑俊　温春秀　谢晓亮
蔡子平　滕训辉　瞿显友

编　　委 （按姓氏笔画排序）

王利丽　付金娥　刘大会　刘灵娣　刘峰华　刘爱朋
许　亮　严　辉　苏秀红　杜　弢　李　锋　李万明
李军茹　李效贤　李隆云　杨　光　杨晶凡　汪　娟
张　娜　张　婷　张小波　张水利　张顺捷　陈清平
林树坤　周先建　赵　峰　胡忠庆　钟　灿　黄雪彦
彭　励　韩邦兴　程　蒙　谢　景　谢小龙　雷振宏

学术秘书 程　蒙

本书编委会

主　编　周　涛　江维克

编写人员　（按姓氏笔画排序）

　　　　　　丁　铃（毕节医学高等专科学校）
　　　　　　江维克（贵阳中医学院）
　　　　　　杨昌贵（贵阳中医学院）
　　　　　　肖承鸿（贵阳中医学院）
　　　　　　周　涛（贵阳中医学院）
　　　　　　赵　丹（贵阳中医学院）

序

我国是最早开始药用植物人工栽培的国家,中药材使用栽培历史悠久。目前,中药材生产技术较为成熟的品种有200余种。我国劳动人民在长期实践中积累了丰富的中药种植管理经验,形成了一系列实用、有特色的栽培加工方法。这些源于民间、简单实用的中药材生产加工适宜技术,被药农广泛接受。这些技术多为实践中的有效经验,经过长期实践,兼具经济性和可操作性,也带有鲜明的地方特色,是中药资源发展的宝贵财富和有力支撑。

基层中药材生产加工适宜技术也存在技术水平、操作规范、生产效果参差不齐问题,研究基础也较薄弱;受限于信息渠道相对闭塞,技术交流和推广不广泛,效率和效益也不很高。这些问题导致许多中药材生产加工技术只在较小范围内使用,不利于价值发挥,也不利于技术提升。因此,中药材生产加工适宜技术的收集、汇总工作显得更加重要,并且需要搭建沟通、传播平台,引入科研力量,结合现代科学技术手段,开展适宜技术研究论证与开发升级,在此基础上进行推广,使其优势技术得到充分的发挥与应用。

《中药材生产加工适宜技术》系列丛书正是在这样的背景下组织编撰的。该书以我院中药资源中心专家为主体,他们以中药资源动态监测信息和技术服务体系的工作为基础,编写整理了百余种常用大宗中药材的生产加工适宜技术。全书从中药材

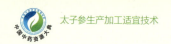

的种植、采收、加工等方面进行介绍，指导中药材生产，旨在促进中药资源的可持续发展，提高中药资源利用效率，保护生物多样性和生态环境，推进生态文明建设。

丛书的出版有利于促进中药种植技术的提升，对改善中药材的生产方式，促进中药资源产业发展，促进中药材规范化种植，提升中药材质量具有指导意义。本书适合中药栽培专业学生及基层药农阅读，也希望编写组广泛听取吸纳药农宝贵经验，不断丰富技术内容。

书将付梓，先睹为悦，谨以上言，以斯充序。

中国中医科学院 院长

中 国 工 程 院 院士　张伯礼

丁酉秋于东直门

总 前 言

中药材是中医药事业传承和发展的物质基础，是关系国计民生的战略性资源。中药材保护和发展得到了党中央、国务院的高度重视，一系列促进中药材发展的法律规划的颁布，如《中华人民共和国中医药法》的颁布，为野生资源保护和中药材规范化种植养殖提供了法律依据；《中医药发展战略规划纲要（2016—2030年）》提出推进"中药材规范化种植养殖"战略布局；《中药材保护和发展规划（2015—2020年）》对我国中药材资源保护和中药材产业发展进行了全面部署。

中药材生产和加工是中药产业发展的"第一关"，对保证中药供给和质量安全起着最为关键的作用。影响中药材质量的问题也最为复杂，存在种源、环境因子、种植技术、加工工艺等多个环节影响，是我国中医药管理的重点和难点。多数中药材规模化种植历史不超过30年，所积累的生产经验和研究资料严重不足。中药材科学种植还需要大量的研究和长期的实践。

中药材质量上存在特殊性，不能单纯考虑产量问题，不能简单复制农业经验。中药材生产必须强调道地药材，需要优良的品种遗传，特定的生态环境条件和适宜的栽培加工技术。为了推动中药材生产现代化，我与我的团队承担了农业部现代农业产业技术体系"中药材产业技术体系"建设任务。结合国家中医

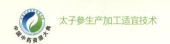

药管理局建立的全国中药资源动态监测体系，致力于收集、整理中药材生产加工适宜技术。这些适宜技术限于信息沟通渠道闭塞，并未能得到很好的推广和应用。

本丛书在第四次全国中药资源普查试点工作的基础下，历时三年，从药用资源分布、栽培技术、特色适宜技术、药材质量、现代应用与研究五个方面系统收集、整理了近百个品种全国范围内二十年来的生产加工适宜技术。这些适宜技术多源于基层，简单实用、被老百姓广泛接受，且经过长期实践、能够充分利用土地或其他资源。一些适宜技术尤其适用于经济欠发达的偏远地区和生态脆弱区的中药材栽培，这些地方农民收入来源较少，适宜技术推广有助于该地区实现精准扶贫。一些适宜技术提供了中药材生产的机械化解决方案，或者解决珍稀濒危资源繁育问题，为中药资源绿色可持续发展提供技术支持。

本套丛书以品种分册，参与编写的作者均为第四次全国中药资源普查中各省中药原料质量监测和技术服务中心的主任或一线专家、具有丰富种植经验的中药农业专家。在编写过程中，专家们查阅大量文献资料结合普查及自身经验，几经会议讨论，数易其稿。书稿完成后，我们又组织药用植物专家、农学家对书中所涉及植物分类检索表、农业病虫害及用药等内容进行审核确定，最终形成《中药材生产加工适宜技术》系列丛书。

在此，感谢各承担单位和审稿专家严谨、认真的工作，使得本套丛书最终付梓。希望本套丛书的出版，能对正在进行中药农业生产的地区及从业人员，有一些切实的参考价值；对规范和建立统一的中药材种植、采收、加工及检验的质量标准有一点实际的推动。

2017年11月24日

前　言

中药材是中医药和大健康产业发展的物质基础。随着我国中药现代化和大健康产业的快速发展，中药材需求量剧增，为了满足不断增长的医疗需求，历史上很多以野生或少量栽培为主的中药材开始大面积种植，中药农业应运而生，其稳定持续发展事关医疗健康民生工程。中药材种植的迅速发展，出现不少中药材规模种植区、种植乡、种植县等，药材生产从业人员也迅速增加，这些人员大多缺乏中药材生产加工经验和技术，加之科研成果转化薄弱，市场出现了对中药材生产加工技术的强烈需求。

2016年2月26日，中华人民共和国国务院印发了《中医药发展战略规划纲要（2016-2030年）》，指出在未来15年，要促进中药材种植养殖业绿色发展，加强对中药材种植养殖的科学引导，提高规模化、规范化水平，实施贫困地区中药材产业推进行动，推进精准扶贫。纲要对中药材规范化种植提出了新的想法、做出了战略布局。

为顺应政策导向、社会所需，普及中药材生产加工适宜技术，我们从文献资料整理和产地调研的基础上出发，组织编写了《太子参生产加工适宜技术》。内容包括太子参的生物学特性、地理分布、生态适宜分布区域与适宜种植区域、种子种苗繁育、栽培技术、采收与产地加工技术、特色适宜技术、质量评价、化学成分、药理

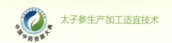

作用及应用等。本书的出版将推动太子参规范化种植，促进太子参产业与精准扶贫融合，保护太子参资源可持续发展，同时对提高药农中药材生产技术水平有重要的指导意义。

由于编撰人员水平及能力有限，书中缺点和错误难免，敬请读者批评与指正，以便进一步修订。

编者
2017年4月

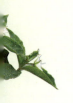

目 录

第1章 概述 ... 1

第2章 太子参药用资源 ... 5
- 一、形态特征及分类检索 ... 6
- 二、生物学特性 ... 9
- 三、地理分布 ... 13
- 四、生态适宜分布区域及适宜种植区域 ... 14

第3章 太子参栽培技术 ... 19
- 一、良种选育 ... 20
- 二、种子种苗繁育 ... 21
- 三、栽培技术 ... 24
- 四、采收与产地加工技术 ... 41
- 五、特色适宜技术 ... 45

第4章 太子参药材质量 ... 47
- 一、本草考证与道地沿革 ... 48
- 二、药典标准 ... 49
- 三、质量评价 ... 51

第5章 太子参现代研究与应用 ... 59
- 一、化学成分 ... 60
- 二、药理作用 ... 62
- 三、应用 ... 65
- 四、市场动态 ... 70

参考文献 ... 73

第 1 章

概 述

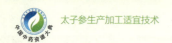

太子参为石竹科植物孩儿参 *Pseudostellaria heterophylla*（Miq.）Pax.的干燥块根。具有益气健脾、生津润肺的功效，用于脾虚体倦、食欲不振、病后虚弱、气阴不足、自汗口渴、肺燥干咳等症。太子参之名始见于清代吴仪洛的《本草从新》，位于人参列下，为五加科人参之小者，其后，因石竹科孩儿参部分功效类似人参，遂逐渐成为一个独立的新兴中药品种，从《中国药典》1963年版开始，历版《中国药典》均以孩儿参作为太子参正品的唯一来源。

我国太子参野生主要分布于辽宁、内蒙古、河北、山东、安徽、江苏、浙江、陕西、山西、河南、湖北、湖南等省区。20世纪70年代以前，太子参商品以野生资源为主；70年代后主要为栽培资源。现在太子参的主要栽培产区有江苏、安徽、山东、福建、贵州、江西等省区，其中安徽省宣城市、福建省柘荣县、贵州省施秉县为太子参的三大主产区。

太子参经40多年的野生变家种，其生长周期和形态学特征发生显著变化，由多年生草本变为越年生草本，块根、叶片、果实、种子等显著增多。太子参种植方式分为有性繁殖和无性繁殖两种，栽培区主要以无性繁殖生产药材，用有性繁殖进行种质的更新复壮；无性繁殖的病虫害防治和有性繁殖的打破种子休眠是太子参种植的关键技术。对于太子参的商品质量评价，外观性状以身干、短粗、饱满、纺锤形、色黄白、无须根为佳；2015年版《中国药典》质量控制有水分、灰分、浸出物，文献主要采用太子参环肽B、多糖、氨基酸、皂苷等对其质量进行评价。

现代药理学研究表明，太子参具有抗应激、抗疲劳、降血糖、降血脂、抗氧化、改善记忆及增强免疫功能等作用，现代临床主要用于小儿腹泻、小儿厌食、小儿营养不良和支气管哮喘等症。近年来，随着太子参在保健品和化妆品方面需求量不断增加，多地政府将太子参作为精准扶贫推广种植的中药材之一，因此，加强太子参种植关键技术收集整理和标准化建设具有重要的指导意义。

第2章

太子参药用资源

一、形态特征及分类检索

太子参为石竹科植物孩儿参 *Pseudostellaria heterophylla*（Miq.）Pax.的干燥块根。

1. 植物形态特征

野生太子参为多年生草本，高15～20cm。具1主根，少数具有2～5个不定根膨大为块根，块根长纺锤形，白色，稍带灰黄。茎直立，单生或双生或数枚丛生块根上，茎下部节上常生根。叶对生，茎下部叶常1～2对，倒披针形，顶端钝尖，基部渐狭呈长柄状，上部叶2～3对，宽卵形或菱状卵形，顶端渐尖，基部渐狭，上面无毛，下面沿脉疏生柔毛。花两型：①开花受精花生茎顶端，1～3朵，腋生或呈聚伞花序；花梗长1～4cm，被短柔毛；萼片5，狭披针形，长3～11mm，顶端渐尖，外面及边缘疏生柔毛；花瓣5，白色，长圆形或倒卵形，长5～10mm，顶端2浅裂；雄蕊10，短于花瓣；子房卵形，花柱3，微长于雄蕊；柱头头状。②闭花受精花生于茎枝下部，具短梗；萼片4，疏生多细胞毛。蒴果宽卵形，含少数种子，顶端不裂或3瓣裂；种子褐色，扁圆形，长约1.5mm，具疣状凸起。花期4～7月，果期7～8月。

太子参由野生变家种有40多年的历史，家种后不仅其生长周期发生改变，形态学特征也发生显著变化，由多年生草本变为越年生草本，块根多至几十个，纺锤形或长纺锤形，茎丛生或分枝多，叶片、果实、种子显著增多。花期4～6月，果期5～6月。如图2-1～2-3所示。

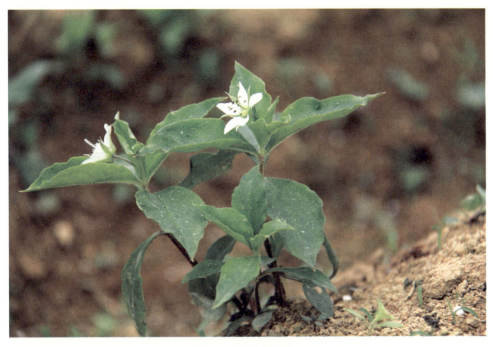

图2-1　太子参植株

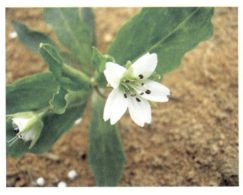

图2-2　太子参开花受精花

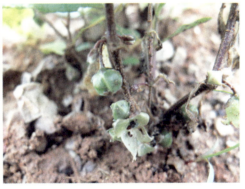

图2-3　太子参闭花受精果

2. 检索表

太子参属植物为多年生小草本。块根纺锤形、卵形或近球形。茎直立或上升,有时匍匐,不分枝或分枝,无毛或被毛。托叶无;叶对生,叶片卵状披针形至线状披针形，具明显中脉；花两型：①开花受精花较大形，生于茎顶或上部叶腋，单生或数朵成聚伞花序，常不结实；萼片5，稀4；花瓣5，稀4，白色，全缘或顶端微凹缺；雄蕊10，稀8；花柱通常3，稀2～4，线形，柱头头状。②闭花受精花生于茎下部叶腋，较小，具短梗或近无花梗；萼片4；花瓣无，雄蕊退化，稀2；子房具多数胚珠，花柱2。蒴果3瓣裂，稀2～4瓣裂，裂瓣再2裂；种子稍扁平，具瘤状凸起或平滑。该属约15种，分布于亚洲东部和北部、欧洲东部。我国有8种，广布于长江流域以北地区，仅太子参的块根供药用。

太子参基原植物及其近缘植物分类检索表

1 花瓣顶端浅2裂，稀微缺。

 2 叶同型，全部叶片为线形或披针状线形；块根短，纺锤形，数个串生 ………………………………………………… 细叶孩儿参*Pseudostellaria sylvatica* (Maxim.) Pax

 2 叶两型，下部叶片长圆状披针形，上部叶片披针状卵形或菱状卵形；块根长纺锤形，不串生。

  3 叶片披针状卵形或菱状卵形，基部渐狭，具短柄，茎顶二对叶成假轮生状，边缘和下面中脉无毛 ……………… 孩儿参*Pseudostellaria heterophylla* (Miq.) Pax

  3 叶片宽卵形或近长卵形，基部近圆形，几无柄，顶生叶不呈假轮生状，边缘和下面中脉被毛 ……………… 毛脉孩儿参*Pseudostellaria japonica* (Korsh.) Pax

1 花瓣全缘（部分微凹缺）。

4 花瓣倒卵形或长圆状倒卵形。

5 植株高8~26cm；茎常俯卧，具匍匐枝；叶片除基部者外，全为卵形 ……………
………………………………………… 蔓孩儿参 *Pseudostellaria davidii* (Franch.) Pax

5 植株高5~10cm；茎直立，无匍匐枝；基部和中部的叶片均为披针形或长圆状披针形（上部叶卵形）。

6 花瓣长圆状楔形，稍长于萼片；种子具锚状刺凸或否。

7 种子具锚状刺凸 …………… 石生孩儿参 *Pseudostellaria rupestris* (Turcz.) Pax

7 种子无凸起 ……………… 须弥孩儿参 *Pseudostellaria himalaica* (Franch.) Pax

6 花瓣倒卵形，长为萼片的一倍半；种子具棘凸 ……………………………………
………………… 矮小孩儿参 *Pseudostellaria maximowicziana* (Franch. et Sav.) Pax

4 花瓣倒披针形或长圆状披针形 … 异花孩儿参 *Pseudostellaria heterantha* (Maxim.) Pax

二、生物学特性

1. 生态习性

太子参喜温暖湿润气候，抗寒力较强，怕高温，忌强光，怕涝。具有低温发芽、发根和越冬的特性。在自然条件下，多生于阴湿山坡的岩石隙缝和枯枝落叶层中，喜疏松、肥沃含有丰富腐殖质的砂质壤土。在平均10~20℃的气温下生长旺盛，当气温达30℃以上时，植株生长停滞，开始枯萎，进入休眠越夏，块根在-20℃气温下可安全越冬。

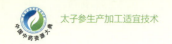

2. 种子萌发特性

太子参种子具有休眠特性，在自然条件下，太子参种子需在土壤中度过7～8个月才能萌发，因此，自然状态下只有春天才能见到籽苗。研究证实太子参种子的休眠机制为生理休眠，在-2～3℃低温砂藏层积50天左右可解除休眠，500～600mg/L的赤霉素处理结合砂藏层积可明显缩短太子参种子打破休眠的时间，10℃是其最适宜的发芽温度。

3. 生长发育特性

太子参具有"茎节生根"而膨大形成块根的特性。从种子或种参长出的地下茎节上产生不定根形成子参；在子参根头的新芽基部又能长出新参，相继延续生长，形成多节多级新参根群。太子参种子根（胚根）或种参是贮藏养分，供给新参生长和繁衍更新的重要器官，子根或种参通过自身根系发育，增强对土壤中矿质营养和水分的吸收，从而孕育着发芽生长及其新参的伸展，而同时自身在4～5月开始松泡、腐烂、逐渐解体消失。

太子参块根的增长和地上部植株的繁茂程度关系密切。块根增长的大小与快慢，取决于地上部分生长情况，地上部植株干物质增重时，地下块根的膨大发育与干重也相应的增加，且叶片数、叶宽与块根的干重亦有很大的相关性，叶片数增加，块根干重也相应增加，而叶宽越大，块根干重反而减小，研究表明大叶型太子参产量小于小叶型太子参。另外，太子参生长发育过程中，地上部分与块根又保持着一定的物质分配关系：即在生育早、中期，气候温和，空气湿度较高时，地上植株生长繁茂、光合同化效能高，地上干重逐步增长，但块根膨大极微；到后期，气温上升，植株生长缓慢，甚至停滞，同化物质迅速转入块根，促进块根肥大。

4. 野生太子参生长发育规律

根据野生太子参的生长状态，太子参生长发育可分为3个阶段：2～3年无性繁殖阶段、1～3年无性繁殖与有性繁殖并存阶段和1年有性繁殖阶段，整个生命周期4～7年。

（1）无性繁殖阶段 第1年，2月种子萌发，产生主根，根茎处产生不定根；5月下旬，不定根膨大成块根状；11月下旬，植株枯萎倒苗，块根顶芽明显，在土壤中越冬（称为越冬块根），翌年春萌发。第2年，越冬块根2月萌发，根茎部产生不定根；5月下旬，越冬块根开始松泡腐烂，不定根逐渐膨大（称为替代块根）；8月下旬，茎下部节的不定根膨大形成茎生块根；11月下旬植株枯萎倒苗。此过程经历1～2年。

（2）无性繁殖与有性繁殖并存阶段 种子萌发2～3年营养生长后，植株进入有性繁殖阶段。2月下旬越冬块根萌发；3月中旬至4月下旬出现顶生花，根茎部产生替代块根；4月下旬至6月下旬出现闭锁花；顶端果脱落，闭锁花结果；越冬根腐烂，替代根增大；8月下旬，茎下部节的不定根膨大形成茎生块根；11月下旬植株枯萎倒苗；块根萌发植株既有有性繁殖又有无性繁殖经历1～3年。

（3）有性繁殖阶段 经历以上3～6年后，太子参进入最后只有顶生花、闭锁花开花结果的有性繁殖阶段，无替代块根和茎生块根的形成。2月下旬越冬块根萌发；3月下旬，出现顶生花；4月下旬越冬块根开始松泡，无替代块根产生；顶端叶片异常增大；顶生花结果，闭锁花出现，随后结果；6月下旬越冬块根腐烂，闭锁果成熟，植株死亡。

5. 栽培太子参生长发育规律

栽培太子参虽有无性繁殖和有性繁殖两种繁殖方式，但全国各栽培区主要用块根进行无性繁殖。人工种植一般在10～11月栽种，翌年2月中旬出苗，3月齐苗，4～5月开花结实，6月下旬地上茎叶陆续枯萎，6～8月倒苗，完成一个生长周期需130～160天。各产区间由于气候差异，太子参的栽种与采收时间略有不同：安徽宣州在10月下旬至11月中旬栽种，次年6月下旬至7月上旬枯萎倒苗后采收；福建东部一般11月份栽种，次年6月下旬茎叶枯黄时采收；贵州黔东南地区于11月份栽种，次年7～8月茎叶枯萎后采收。太子参无性繁殖的生育过程可以分为以下4个阶段：萌芽生长阶段、旺盛生长阶段、块根膨大阶段和休眠阶段。

（1）萌芽生长阶段　太子参具有低温萌发、发根的特性，一般根头丛生1～3个芽。通常在从霜降前后栽种，栽种后30天左右，随气温逐渐下降到15℃以下，土温10℃时，种参缓慢发芽、发根，并长出须状细根。此时因温度较低，生长缓慢，萌芽的生长依靠种参贮存的养分。此阶段经过越冬，到翌年的幼苗出土为止。

（2）旺盛生长阶段　2月上旬出苗，植株生长逐步增快，顶端呈现现蕾、开花、结果等过程；地上部形成分枝，叶亦增大、增多，植株干重增长，茎下部闭锁花出现，并结果；地下茎逐节发根、伸长、膨大，块根数量增多，干重增加。至4月中上旬，气温上升，雨水充沛，植株大量营养和能量用于茎叶生长，地下块根生成缓慢。

（3）块根膨大阶段 从4月下旬开始，这时不仅显著增加不定根的数量、长度，并且膨大，这是形成块根产量的主要时期，种参开始松泡、腐烂、逐渐解体消失。6月下旬至7月上旬，块根干重达峰值。

（4）休眠阶段 从6月中下旬以后，大量叶片枯黄脱落，地上部分枯萎，至7月上旬，植株枯萎，种子及块根进入休眠越夏阶段。

三、地理分布

太子参为石竹科孩儿参属 *Pseudostellaria* 植物。该属全世界约有15种，分布于亚洲东部和北部、欧洲东部，我国有8种，唯有孩儿参 *Pseudostellaria heterophylla* (Miq.) Pax. 的块根作太子参药用，我国太子参野生资源主要分布于辽宁省金县、庄河、桓仁，内蒙古乌兰察布盟、阿拉善盟，河北省秦皇岛、迁西、景县，山东省临沭县、莒县，安徽省黄山、宣城、铜陵，江苏省句容、南京，浙江省杭州、临安、天台，陕西省西安、宝鸡，山西省长治，河南省焦作、新乡、鹤壁，湖北省通山、钟祥以及湖南省安化县等地区。20世纪70年代以前，太子参商品主要为野生为主；70年代后主要为栽培。现在太子参的栽培产区主要有江苏省江宁、赣榆、泰兰、丹阳、句容、溧阳，安徽省巢湖、滁县、宣城、广德、宁国，山东省临沂（临沭县）、莒南，福建省福安、柘荣、福鼎，贵州省施秉、黄平、镇远、余庆、六盘水及江西省九江、武宁等地区。

太子参已有近百年的栽培历史，传统产区有山东、安徽、江苏、福建等省区。

1967年福建柘荣从杭州玲珑山引种太子参，至1972年已大面积种植。1993年贵州施秉从福建柘荣县引入太子参，现栽培产量占全国太子参药材的三分之一。在人为干扰下，太子参的生长呈现了从北向南迁移的趋势，其生长区域纬度南移了3°～5°。造成这一变化趋势的原因有两大方面，其一是人为因素，20世纪70年代之前，人们主要采挖野生太子参，由于蕴藏量少，缺少合理保护，造成野生分布区资源减少；20世纪70年代之后，随着药材价格的提高，开发利用的不断深入及政府扶持力度加大，栽培规模逐渐扩大。江苏、山东等原太子参分布区更趋于城镇经济的发展，土地兼并与征用，使得种植业被迫缩减，而原无太子参分布的福建、贵州等省区逐渐引种和驯化成功。其二是环境因素，以气候为例，自2000年来，我国气候有较大幅度的波动，湿润时期变短，干旱时期变长，各时期的气候变化对植物的分布和生长产生重要影响，使生活于温带亚热带过渡带以及亚热带的生物分布界限和太子参适宜生长区逐渐向南推移，再加上我国南方气候的湿润度增加，气候更适合太子参生长。

四、生态适宜分布区域及适宜种植区域

康传志等应用ArcGIS软件和Maxent模型对全国野生太子参进行生态适宜区划分分析，获得了野生太子参的适宜生长分布区域和适生生境，并通过种植地调查及采样，结合多糖含量，分析出太子参最优生长环境和最适宜的种植区。

1. 野生太子参的生态适宜分布

野生太子参生长分布的主要影响因素有年均降水量、最冷季平均温度、最湿季平均温度、最湿月降水量及土壤类型5个生态因子指标，其中，降水量对太子参的分布影响较大，决定了其生长情况。通过不同生态因子指标对太子参适生变化趋势的分析，最适宜野生太子参生长的生境为年均降水量700~1500mm，最冷季平均温度为-30~-20℃，最湿季平均温度为22~30℃，最湿月降水量为720~800mm。土壤类型有石灰初育土、黑钙土和盐土3种类型。这些生境条件为野生太子参生长提供了最适宜的环境。

野生太子参的最适宜分布区域集中在我国东部、东北部及东南部地区，包括吉林省通化市集安市；辽宁省丹东市宽甸县、凤城市，本溪市桓仁县、本溪县、南芬区和明山区，鞍山市岫岩县，大连市庄河市，抚顺市新宾县南部，辽阳市辽阳县，营口市盖州市东部；河北省唐山市遵化市、迁西县和迁安市，丰南区南部，秦皇岛市卢龙县和青龙县；山东省淄博山区、淄川区和沂源县，临沂市蒙阴县、沂水县、沂南县、费县、临沭县和莒南县，济南市历城区南部、章丘市南部，泰安市新泰市，日照市岚山区和东港区；陕西省咸阳市淳化市；江苏省连云港市东海县和连云区，徐州市新沂市，淮安市盱眙县，南京市六合区、江宁区、溧水县，镇江市句容市；安徽省滁州明光市、滁州区、定远县和全椒县，宣城市宣州区、广德县、宁国市和黄山市，六安市霍山县、裕安区、金安区和金寨县，安庆市岳西县及太湖县西部；浙江省湖州市安吉县、杭州市临安市、富阳市和桐庐县，台州市天台县，金华市磐安县，宁波市余姚市南部，绍兴市新昌县南部；河南省驻马店市泌阳县、确山县，南阳市桐柏县，信阳市平桥区、浉河区、商城县；湖北省黄冈市麻城市、罗田县、英山县、蕲春县，咸宁市通山县、崇阳县；湖南省岳阳市临湘市；江西省九江市修水县。此外，野生太子参适宜区主要分布在吉林白山市、辽源市；辽宁省铁岭市、通化市北部，葫芦岛市，承德市东部地区；北京市；山东省烟台市、威海市、青岛市以及中部大部分地区；山西省长治市、晋城市；陕西省宝鸡市、汉中市、西安市；甘肃省天水市、成县；河南省洛阳市、平顶山市、三门峡市、许昌市；湖北省十堰市、襄樊市；江苏省淮安市、宿迁市、盐城市、南通市、苏州市；浙江衢州市、丽水市；湖南常德市、怀化市。

2. 栽培太子参生态适宜区

对太子参种植影响较大的环境因素有最干月降水量、土壤类型、最暖季平均温度、等温性4个环境因子。栽培太子参的优生生长环境：最干月降水量为20～60mm；土壤类型为不饱和薄层土、饱和黏磐土即黄棕壤、深色淋溶土即黄壤、黄红壤；最暖季平均温度为21.5～30.5℃；等温性（昼夜温差月均值与年均温变化范围的百分比）为18%～35%。

太子参最适宜的种植区主要有：贵州省黔东南州的雷山县、施秉县、黄平县、凯里市、麻江县、丹寨县，黔南州的福泉市、都匀市、龙里县、贵定县、瓮安县、平塘县东部，贵阳市清镇市、修文县、息烽县、开阳县，毕节黔西县、金沙县，遵义市汇川区、红花岗区、播州区、仁怀市东南部、湄潭县、桐梓县中部，铜仁松桃县。重庆市黔江区、酉阳县、彭水县。四川省乐山市马边县，眉山市乐寿县，成都市崇州市、双流县。湖南省常德市石门县，张家界市桑植县，湘西州龙山县、花垣县。河南省南阳市桐柏县，驻马店市泌阳县，信阳市平桥区、潢川县、固始县。安徽省六安市，宣城市宣州区、广德县、泾县，黄山市黄山区。江苏省镇江市句容县，南京市江宁区，南通市海安县、如皋市，泰州市兴化市、泰兴市、姜堰市，盐城市盐都区。浙江省湖州市长兴县、安吉县，杭州市萧山区，绍兴市新昌县，台州市天台县。福建省宁德市福鼎市、福安市、寿宁县、柘荣县、霞浦县、蕉城区、屏南区，福州市晋安区、罗源县、连江县、闽侯县、永泰县，南平市建瓯市、政和县、蒲城县，泉州市德化县，龙岩市连城县东部。江西省赣州市崇义县，郴州市桂东县中西部。此外，山东临沂市和台湾桃园县、花莲县等地区也适宜种植。

第3章

太子参栽培技术

一、良种选育

太子参长期进行无性繁殖，再加药农自繁自种、无序换种等行为极为普遍，从而引起太子参种性退化，抗病性差、产量下降、质量不稳定。各产区近年来均开展了品种选育工作。福建柘荣选育了3个品种：大叶型太子参，多栽培于400～600m的丘陵，特征是叶片大且数量多，块根纺锤形，大而少，种子萌发性差；野生型太子参，野生变家种的品种，多分布于海拔700～800m的山地，特征是叶大小均有，叶和分枝数较少，块根胡萝卜形，较多而小，种子可育；小叶型太子参，多栽培于500～700m的山地丘陵，特征是叶片小，叶和分枝数少，块根圆棒状，多而小，种子萌发性差。安徽宣州选育了金参1号，特征是叶片大，块根多，生长健壮，倒苗迟，有性生殖弱，开花少，蒴果瘦小，大多无籽等。此外，山东临沭县农技站、福建柘荣县农业技术推广中心、贵州昌昊中药发展有限公司等单位选育了抗毒1号、柘参1号、柘参2号、宣参1号、黔太子参1号等品种。

贵阳中医学院2006～2012年，对全国太子参种质资源进行了全面调查、整理和收集，系统研究了太子参表型性状、药材质量及遗传多样性。在此基础上，以药材品质、产量稳定为目标，选优去劣，经6年系统选育了"施太1号"。其特征为叶片较厚、数量较多、颜色较深，单株冠幅较大，闭锁花数较多，茎节较长，株高较高，生长期较长，出苗期、花期均较集中，块根纺锤形，产量高。通过小区品比试验、区域试验、大田试生产试验，证实该品种在贵州省的大部分区域内，其稳定性、适应性好，抗病、抗倒伏性强，田间性状整齐一致，在产量、一级品率、多糖含量等方面具有明显的优势，该品种由2016年6月经贵州省农作物品种审定委员会审定通过。

二、种子种苗繁育

1. 选地

选择丘陵坡地或地势较高的平地，以生荒地为宜，土壤应为深厚、肥沃、疏松、排水良好的砂质壤土或腐殖质壤土，pH中性偏微酸性。

2. 整地

土壤翻耕25～30cm，每亩施入40%辛硫磷15g，约20天后，耕翻20cm以上，每亩施腐熟过的农家肥或堆肥1500～2000kg，耙细、耙均。栽种前，每亩用复合肥20kg、普钙50kg、硫酸钾15kg混合，撒入土中作种肥。作厢，厢宽70～90cm，厢长依据地块而定，一般不超过10m。坡地宜顺坡开厢，沟深25cm左右，平地沟深25cm以上，厢面作呈龟背状，四周开好排水沟。

3. 播种

（1）种源选择　选择苗期长，植株主茎粗，主茎节间长，地上闭锁花花梗不明显，地下块根数、地下生物量较高的植株作栽培种源。

（2）母根选择　以植株生长健壮、无病虫害、生长整齐一致的地块作为留种地。选择芽头饱满、参体匀称、纺锤形典型、无分叉、无破损、无病虫害的块根作为母根。

（3）母根处理　播种前用50%多菌灵可湿性粉500倍液浸种20～30分钟，取出沥干，用清水清洗残留药液，晾干表面水。

（4）播种时间　10月下旬至11月上旬。

（5）播种量　每亩用种根约40kg。

（6）摆种　在厢面上开沟，行距约13cm，沟深约10cm，按株距10cm×10cm摆放母根，芽头朝上。

4. 田间管理

（1）中耕除草　3月上旬，参苗齐苗后进行浅中耕除草，5月上旬，参苗封行后，停止中耕，坚持除草。

（2）定苗　4月中旬，参苗封行前拔除病株、弱株。

（3）追肥　结合中耕除草进行第一次追肥，每亩施钙镁磷肥约25kg、钾肥约10kg、高效复合肥约20kg，肥料均匀撒于厢面，宜在阴天或雨前施肥。4月中下旬进行第二次追肥，每亩施磷酸二氢钾约5kg，配成0.5%溶液进行叶面喷施，早晚进行。

（4）排水　定期检查沟和厢面，清除沟中积土，保持厢面平整，大雨后及时疏沟排水。

（5）灌水　叶片出现轻度萎蔫时，人工灌溉，以距地面约10cm的耕作层浇透为宜，早晚进行。

（6）越夏管理　留种地，春季可套种高秆玉米，或5月上旬套种黄豆。

（7）种子收集　果期5~6月，蒴果果皮略开裂时，采收果实，果实存放在20~25℃通风处自然阴干，果皮开裂后，去除杂物。

（8）种根保存　保存方式有原地保存和冷库保存。①原地保存：将种根保存在留种地，10~11月份栽种时，挖出种根，去掉泥土即可栽种。②冷库保存：6~7月份，挖出块根，泥土不必完全抖除，选取种根，装入麻袋或木框内，每袋或框不超过50kg。存放在0~5℃的冷库中，每半月检查1次，清除霉烂块根，栽种时取出。

5. 种苗复壮

（1）选种　4~5月，选择母本纯正、生长健壮、无病虫害、生长整齐一致的植株作为选种对象。

（2）采种　4~5月，采收蒴果果皮略开裂的果实。

（3）种子干燥　存放在20~25℃通风处，自然阴干，去除果皮。

（4）种子筛选　选择饱满、大小均匀，千粒重大于2.6g，含水量小于13%，净度大于90%，发芽率大于85%的种子。

（5）种子保存　保存于0℃左右的种子贮藏箱中；或种子与湿砂混合（砂：种=3:1）后，存放于通风、阴凉、干燥的室内。

（6）种子解除休眠　9月下旬至10月上旬播种，让种子在自然条件下越冬解除休眠，或低温（0℃左右）砂藏层积，层积时间为播种前45~50天进行，过早或过迟均不利于发芽。

（7）播种　秋播在9月下旬至10月中上旬进行，春播在2月下旬至3月上旬进行。将种子与草木灰拌匀后，距地面约30cm均匀撒于畦面上。撒种量300～500粒/平方米，播种量2～2.5千克/亩，覆土厚0.5～1cm。覆土后盖稻草或其他无草籽的杂草2～3cm，浇透水。

（8）苗床管理　出苗后，揭去盖草，当出现2片小叶时，用1%磷酸二氢钾喷施2次，间隔6～7天。3～5月进行间苗。

（9）起苗　在10月下旬至11月上旬，太子参播种前起苗，挖出块根作为栽培种根。

6. 其他

病虫害防治同栽培技术一致。

三、栽培技术

（一）种植材料

无性繁殖以芽头饱满、参体匀称、无分叉、无破损、无病虫害的块根作为种参。种子繁殖以母本纯正、生长健壮、无病虫害、生长整齐一致植株的成熟种子作为种植材料（图3-1）。

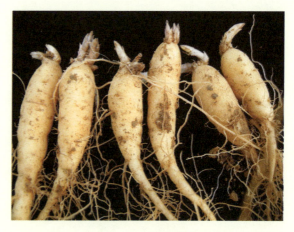

图3-1　太子参种参

（二）组织培养快繁技术

1. 超低温脱毒

选取太子参幼芽，将幼芽外层幼叶剥去，取经表面消毒后的幼芽接种到140g/L蔗糖的MS培养基上预培养2天，然后转接于0℃的140g/L蔗糖MS液体培养基处理40分钟，将茎尖置于冷冻管迅速投入液氮保存1小时。从液氮中取出冷冻管，置于40℃水浴解冻1.5分钟。

2. 培养基选择和培养条件

（1）培养基　根据不同需要以改良的MS培养基为基本培养基，附加3.0%蔗糖、0.45%琼脂，pH值调至5.8。按不同目的添加不同种类、不同浓度的激素配成诱导分化、继代增殖、生根培养基。

（2）培养条件　温度（25±2）℃，光照10小时/天，光照强度3000lx。

3. 芽增殖诱导培养

经过预处理的幼芽，转入芽诱导培养基中，暗培养7天后转移到3000lx的光照强度下培养。40天后将成活的茎尖转移到不同的培养基上进行再培养。

4. 丛生芽诱导培养

将经过诱导培养基诱导培养出的芽，转接增殖培养基上诱导丛生芽，培养约30天。

5. 生根壮苗培养

芽条长到2~3cm时，切下高于2cm以上的丛生芽，转接生根培养基上进行生根壮苗诱导，其余的转接至增殖培养基上进行丛生芽诱导。

6. 炼苗移栽

将长势一致的生根试管苗移栽至装满珍珠岩的塑料杯中进行锻炼。每隔7天浇灌一次营养液和0.1%的多菌灵，约20天，炼苗过程结束，移栽至大田。

（三）种子种苗的检验及等级

1. 种子检验规程

（1）扦样　种子批的最大重量不得超过1000kg，其容许差距为5%；若超过规定重量时，须另行划批；若小于或等于规定重量的1%时，为小批种子。每批对上、中、下三点进行取样，扦取一定量种子后充分混合。混合样品与送检样品的规定数量相等时，将混合样品作为送检样品；当混合样品数量较多时，用四分法从中分取规定数量的送检样品。种子批的最大重量和样品最小重量见表3-1。

表3-1　种子批的最大重量和样品最小重量

种子批的最大重量/kg	样品最低重量/g	
	送检样品	净度分析试验样品
1000	65	6.5

（2）净度分析　将分取的约6.5g种子过10目筛除去大型混杂物，然后将试验样品分成净种子、其他植物种子、废种子、果皮及果柄、泥砂和其他杂质，并测定各成分的重量。试验样品和各组分称重以（g）表示，保留3位小数。各组分重量之和

与原试样重量增失如超过原试样重量的5%，必须重做，如果增失小于原试样重量的5%，则计算净种子百分率。

（3）重量测定 将种子充分混合均匀，随机取出500粒称重（g），称重保留3位小数，3次重复，3次重复间差异与平均数之比不得超过5%，超过则重做3次重复，如第二次测定仍超过误差，则以六组平均数作测定结果，并折算成千粒重。

（4）发芽试验 将种子充分混合均匀，随机选取种子适量，室温浸种24小时，置于灭菌的湿润河砂中，-2～3℃砂藏层积65天解除休眠。随机数取层积后的种子100粒，置于砂上发芽床的培养皿中，每个培养皿放10粒种子，在10℃无光条件下培养，每日观察，补充水分，挑出霉烂种子，记录第2～15天种子的发芽数与霉烂种子数。对幼苗进行鉴定：①正常幼苗：具有继续生长成为良好植株潜力的幼苗，包括完整幼苗、带有轻微缺陷的幼苗和次生感染的幼苗。②不正常幼苗：不能生长成为良好植株的幼苗，包括损伤至不能均衡生长的幼苗、畸形或不匀称的幼苗、腐烂幼苗。③未发芽种子：在试验末期仍不能发芽的种子，包括新鲜种子、死种子和虫害种子。

（5）真实性鉴定 随机取100粒种子，逐粒观察种子形态、颜色及表面特征，测量种子大小。

（6）水分测定 取混匀样品适量进行粗磨（50%以上通过四号筛）。取试样约2g放入预先烘干的样品盒内，称重，保留3位小数，4次重复。将烘箱预热至140～145℃，将样品盒放入烘箱，箱温保持（130±2）℃时，开始计算时间，样品烘干时间为5小时。取出冷却至室温，再称重。

（7）生活力测定　随机数取种子约100粒，置于30℃的蒸馏水中浸泡12小时，预湿后沿种脊线将种子对半纵切；将切开的种子置于培养皿中，加入0.2%浓度的四唑溶液，置40℃黑暗条件下染色1小时。取出种子用清水冲洗种胚，观察其染色情况，根据染色情况记录其有生活力和无生活力种子的数目。判断标准：①符合下列任意一条的列为有生活力种子：胚全部染色；子叶远胚根一端≤1/3不染色，其余部分全染色；子叶侧边总面积≤1/3不染色，其余部分全染色。②符合下列任意一条的列为无生活力种子：胚完全不染色；子叶近胚根处不染色；胚根不染色；子叶不染色总面积>1/3；胚染颜色异常，且组织软腐。

（8）健康度检查　采用直接检查法检查感染病害和虫害的种子；采用平皿培养法检测带菌种子。①直接检查：随机数取400粒种子放在白纸或玻璃上，用肉眼检查，取出感染病害和虫害的种子，分别计算其粒数，并计算感染率。②平皿培养法：将培养皿及PDA培养基灭菌；随机选取100粒种子，放入加有15～20ml培养基的培养皿中，每个培养皿排放5粒，在25℃的培养箱中培养3～5天并适时观察；挑取真菌较纯的部分至另一新的培养基上进行培养；挑取纯化后的真菌，用棉兰染色剂对其进行染色，然后在显微镜下观察，拍照记录并加以鉴定。计算带菌率和分离率。

2. 种子质量标准

（1）感官要求　感官要求应符合表3-2的规定。

（2）质量等级　以种子发芽率、含水量、千粒重、净度等为质量分级指标将太子参种子质量分为Ⅰ级、Ⅱ级、Ⅲ级。质量等级见表3-3。

表3-2 感官要求

项目	要求
形态	椭圆形或扁球形，种皮革质、密生瘤刺状突起，种脐位于腹面基部
颜色	表面红棕色或黄褐色
大小	长1.6～3.2mm，宽1.1～2.4mm，厚0.7～1.6mm

表3-3 质量等级

级别	发芽率（%）	含水量（%）	千粒重（g）	净度（%）
Ⅰ	≥85	≤13	≥2.6	≥90
Ⅱ	70～85	13～14	2.4～2.6	80～90
Ⅲ	≥40	≤16	≥2.3	≥75

（3）评定方法。本标准规定的指标作为检验依据，若其中任一项要求达不到感官要求或三级以下定为不合格种子。①单项指标定级：根据发芽率、净度、含水量、千粒重进行单项指标的定级，三级以下定为不合格种子。②综合定级：根据发芽率、净度、含水量、千粒重四项指标进行综合定级；四项指标均在同一质量级别时，直接定级；四项指标有一项在三级以下，定为不合格种子；四项指标不在同一质量级别时，采用最低定级原则。

3. 种参检验规程

（1）扦样 根据块根批的袋数和数量确定扦样袋数，按表3-4扦样袋数作为最低要求。在抽取袋堆垛时，按上、中、下和左、中、右原则，随机选定样袋；单个样袋抽取时，也应按上、中、下和左、中、右随机选取规定的样品数。扦取一定量种参后充分混合,混合样品与送检样品的规定数量相等时,将混合样品作为送检样品,当混合样品数量较多时,用四分法从中分取规定数量的送检样品。送检样品不得少于10kg(表3-4)。

表3-4 扦样数

块根批的袋数(容器数)	抽取的最低袋数(容器数)
1~10	每袋抽取,至少抽取5个样品
11~50	不少于10袋
50以上	每5袋至少抽取1袋

(2)净度分析 取样品2000g,按测定项目将样品分成杂质、病根、伤根和健根,分别称重。将分析后的各种成分质量之和与原始质量比较,核对分析其间是否有无增失,若增失差距超过原始质量的5%,则必须重做。如果增失小于原试样重量的5%,则计算健根的百分率。净度分析结果以3种成分(健根、伤根、病根)的质量百分率表示,结果应保留1位小数。

(3)百粒重 测定净度分析后的种参,取两份试样,每份500粒,称重后求其100粒重量。两份试样允许差≤5%。

(4)参根直径 随机抽取100粒参根进行测量,以参根最大部位测定其直径,4次重复,求其平均值。

(5)带芽率 随机抽取100粒参根,逐粒观察,选出带芽的参根,计算带芽率,4次重复,求其平均值。

（6）病根检测　随机抽取100粒参根，用肉眼观察，块茎表面有灰色斑点或斑块即为病根，捏则出现乳白色腐臭液体的块根，统计病根数，计算带病率，4次重复，求其平均值。

4. 种参质量标准

（1）感官要求　每个级别相应种根应具有正常种根的色泽、气味、无病斑，不变软。

（2）质量等级　种参质量标准以净度、参根直径、带芽率、健根率、百粒重为分级指标，分为Ⅰ级、Ⅱ级、Ⅲ级。质量等级见表3-5。

表3-5　质量等级

级别	净度（%）	参根直径（mm）	带芽率（%）	健根率（%）	百粒重（g）
Ⅰ	≥95	≥6.5	≥95	≥95	≥85
Ⅱ	80～95	5.0～6.5	80～95	85～95	65～85
Ⅲ	<80	<5.0	<80	<85	<65

（3）评定方法　本标准规定的指标作为检验依据，若其中任一项要求达不到感官要求或三级以下定为不合格种子。①单项指标定级：根据净度、参根直径、带芽率、健根率、百粒重进行单项指标的定级，三级以下定为不合格种子。②综合定级：根据净度、参根直径、带芽率、健根率、百粒重五项指标进行综合定级；五项指标均在同一质量级别时，直接定级；五项指标有一项在三级以下，定为不合格种子；五项指标不在同一质量级别时，采用最低定级原则。

（四）选地播种

1. 选地

选择丘陵坡地或地势较高的平地，以生荒地或与禾本科作物轮作3年以上的地为宜，土壤应为深厚、肥沃、疏松、排水良好的砂质壤土或腐殖质壤土，pH中性偏微酸性。忌选连作地。

2. 整地

前作物收获后，将土壤翻耕25～30cm，每亩施入40%辛硫磷15g；约20天后，耕翻20cm以上，每亩施腐熟过的农家肥或堆肥1500～2000kg，耙细、耙均。栽种前，每亩用复合肥20kg、普钙50kg、硫酸钾15kg混合，撒入土中作种肥。

作厢，厢宽70～90cm，厢长依据地块而定，一般不超过10m。坡地宜顺坡开厢，沟深约25cm，平地沟深25cm以上，厢面作呈龟背状，四周开好排水沟。地势低、排水不畅的地块宜采用高厢，反之则采用平厢，有利于浇水（图3-2）。

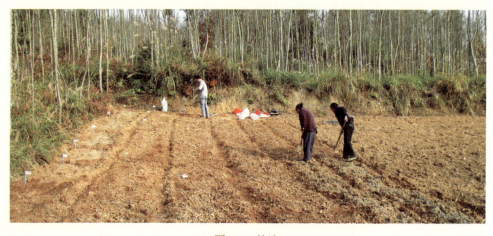

图3-2 整地

3. 播种

（1）无性繁殖　在留种田里，边挖起块根、边栽种，宜选择顶芽健壮、完整无损、参体肥大、大小均匀、无病虫害的块根留作种根。播种前用50%多菌灵可湿性粉500倍液浸种20～30分钟，取出沥干，用清水清洗残留药液，晾干表面水。播种方式有条播或撒播：①条播：在整平耙细的畦面上，按行距15～20cm，纵向或横向开沟，底宽5cm，沟深5cm，按株距3～5cm把块根播于沟内，芽头保持同一深度，然后耙平厢面，参头距地面2.5cm为宜，土质较黏的地块可浅一些，种完耙平地面；②撒播法：撒播在厢面上按株行距8cm×13cm或6cm×15cm，品字形摆放种参，参头（芽头）朝一个方向，细土覆盖厚度6～8cm，覆土后厢面呈弓背形，轻轻压实厢面土壤。每亩用种参约35kg，用种量不宜过大、过密，否则，参体个头偏小，影响产品质量。播种后，如果土壤干旱，应在覆草后喷一次水（图3-3）。

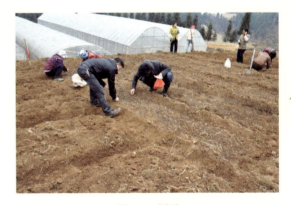

图3-3　播种

（2）有性繁殖　种子具有休眠，9月下旬至10月上旬播种，让种子在自然条件下越冬解除休眠，或低温（0℃左右）砂藏层积，层积时间为播种前45～50天进行，过早或过迟均不利于发芽，在2月下旬至3月上旬进行，将种子与草木灰拌匀后，距地面约30cm均匀撒于畦面上。撒种量每平方米600～1000粒，播种量每亩2.5～3kg，覆土厚0.5~1cm。覆土后盖稻草或其他无草籽的杂草2~3cm，浇透水；出苗后，揭去盖草，当出现2片小叶时，用1%磷酸二氢钾喷施2次，间隔6~7天，3~5月进行间苗。

（五）田间管理

1. 除草

（1）杂草种类　太子参种植地杂草主要有马唐、棒头草、看麦粮、早熟禾、白茅、繁缕、凹头苋、马兰、毛茛、缕蒿、野塘蒿、铁苋菜、鳢肠、大巢菜、刺儿菜、黄花蒿、茵陈蒿、通泉草、辣蓼、羊蹄、车前草等21种，占杂草量的90%左右，因种植生境、前作不同等因素，田间发生种类和杂草群落组成变化较大。

（2）防除技术　根据太子参种植地发生的主要杂草种类、优势种及杂草群落组成，结合中药材生产要求，采用农业防治为主、化学防治为辅、关键时期及时进行人工除草的防治策略。①农业防治技术：在土地耕翻时，拣除马兰、白茅等杂草的根茎；在太子参种植后，厢面覆盖稻草，保温保湿，控制杂草的发生和危害，盖草厚度以太子参能正常出苗为度。②化学除草技术：太子参种植后至出苗前15天、阔叶杂草子叶期、禾本科杂草苗期（11月下旬到翌年1月中旬），在晴天每亩使用20%百草枯水剂200ml+96%精异丙甲草胺乳油100ml兑水50kg喷施厢面。在太子参生长期，使用选择性除草剂防除禾本科杂草，每亩用10.9%高效氟吡甲禾灵乳油30ml兑水45kg，喷施禾本科杂草茎叶。③人工除草技术：在太子参出苗后至齐苗期，及时进行一次人工除草（3月下旬至4月中旬），从太子参齐苗后至封厢前，田间见草及时拔除；在太子参生长封厢后，采用人工割除杂草。

2. 定苗

4月中旬，参苗封行前拔除病株、弱株。

3. 追肥

结合中耕除草进行第一次追肥，每亩施钙镁磷肥约25kg、钾肥约10kg、高效复合肥约20kg，肥料均匀撒于厢面，宜在阴天或雨前施肥。4月中下旬进行第二次追肥，每亩施磷酸二氢钾约5kg，配成0.5%溶液进行叶面喷施，早晚进行。

4. 排灌水

定期检查沟和厢面，清除沟中积土，保持厢面平整，大雨后及时疏沟排水；叶片出现轻度萎蔫时，人工灌溉，以距地面约10cm的耕作层浇透为宜，早晚进行。

5. 越夏管理

留种地，6月底太子参地上部分枯萎倒苗，进入夏季休眠期，因此春季应在厢边作业道套种玉米遮阳，降低田间温度，利于种苗度夏，也可增加收入。玉米穴距20cm，每穴留2株，未套种玉米的作业道可种植大豆。

6. 种参保存

（1）原地保存　将种参保存在留种地，10~11月份栽种时，挖出种参，去掉泥土即可栽种。

（2）砂藏保存　7~8月份，挖出块根，选取种参，按砂与参3∶1比例进行保存。铺一层砂，均匀撒一层种参，再盖一层砂，依次类推铺4~5层。存放在阴凉、干净、无污染的环境中，每半月检查1次，清除霉烂块根，栽种时取出。

7. 种子收集

5月下旬，种子脱落后或待地上部枯黄倒苗后，用特定功率的吸尘器收集散落在地上的种子，过筛或水漂等方法把种子与杂草、砂土分开后立即低温贮藏。

（六）常见病虫害及其防治技术

1. 防治原则

太子参的病虫害防治应该遵循"预防为主、综合防治"的原则，通过选育抗病性强品种、有性繁殖种苗复壮、科学施肥、加强田间管理等措施，综合利用农业防治、物理防治、配合科学合理的化学防治，将有害生物控制在允许范围内。农药优先选用生物农药，其次选用化学农药，防治时应使用高效、低毒、低残留的农药，并严格控制浓度、用量、施用次数，安全使用间隔期遵守国标GB8321.1-7，没有标明农药安全间隔期的品种，收获前30天停止使用，执行其中残留量最大有效成分的安全间隔期。

2. 防治措施

（1）农业防治 ①培育无毒种苗：种子经0℃处理40天后播种，培育出不带病毒的实生苗，或用茎尖组织培养，培育无毒苗。②选择无病株留种：植株地上部分枯萎后及时清除病残体，集中烧毁或深埋。③实行轮作：与禾本科作物轮作3～4年，有条件的地区，实行水旱轮作或选择新开垦地种植。④加强田间管理：开沟排水、中耕除草、降低田间湿度，发现病叶及时摘除；及时铲除行间杂草和种子萌发小苗，促进厢面空气流动，增强光合作用，抑制病原菌的萌发、滋生和传播。⑤合理施肥：

施足底肥，增施磷、钾肥，培育壮苗，增强抗病力。

（2）物理防治　用简单工具或光、热、温度及动物的趋性能来防治病虫害。利用频振式杀虫灯诱杀成虫，达到降低田间落卵量；利用虫对糖、酒、醋的趋性进行诱杀；在幼虫盛发期进行人工捕杀幼虫；播种前深翻晒土杀虫灭菌。

（3）化学防治　使用高效、低毒、低残留的环境友好农药品种，禁止使用高毒、高残留等国家及行业明令禁止使用的农药。农药使用必须遵行科学、合理、经济、安全的原则，控制使用次数和用量。

3. 主要病害症状

（1）立枯病　发病初期，幼苗茎基部出现黄褐色斑点，然后沿茎部维管束上下延伸形成褐色棱形或长条形病斑，常造成植株部分枝叶枯萎；后期病斑变褐色，病部干缩凹缢陷，严重时病株倒伏枯死。

（2）叶斑病　感病初期，叶片出现褐色斑点，随后慢慢扩展为圆形病斑，外围出现黄色晕圈，发病后期，整张叶片干枯、腐烂，严重的整株枯死。

（3）白绢病　该病常发生在近地面的茎基部，一般出现一层白色绢丝状物，地上部茎症状不明显。严重时病部腐烂成乱麻状，受害植株叶片黄化萎蔫，导致叶片枯萎，甚至全株死亡，后期病部产生许多油菜籽状棕褐色菌核，有时菌丝还可蔓延到病株四周的土表。在雨后高湿、排水不良的土壤发病重。

（4）病毒病　常表现为花叶、皱缩、扭曲畸变、卷曲，病株矮小，块根小，根数明显减少，严重者整株死亡。发病轻时，叶脉变淡、变黄，常常是浓淡相间，形成花叶；发病重时，叶片皱缩，出现斑纹，叶缘常出现卷曲，病叶上出现大块花叶坏死斑。

（5）根腐病　植株发病初期叶片发黄，部分枝叶枯死，个别须根变褐、腐烂，外表皮呈黑色，然后逐渐扩展至整个根部腐烂，腐烂的根上产生白色菌丝及孢子。地上茎叶自下而上枯萎，最终全株枯死。

（6）紫纹羽病　感病初期地上部分症状部不明显，块根失去光泽，逐渐变为黑褐色，种根表面形成紫红色菌丝，病根表面菌丝体结成根状菌索成网状，后在根部表面形成一层厚厚的丝绒状或网状的紫红色菌膜，地上枝叶生长不良，当根表面被菌丝缠满时，根即腐烂，严重时地上部分倒伏腐烂死亡。

4. 主要病害病原菌

（1）立枯病　病原菌为半知菌亚门，丝核菌属，立枯丝核菌（*Rhizoctonia solani*）。

（2）叶斑病　病原菌为半知菌亚门，壳针孢属，分生孢子针形（*Phyllosticta commonsii*）。

（3）白绢病　病原菌为半知菌亚门，小核菌属，齐整小核菌（*Sclerotium rolfsii*）。

（4）病毒病　病原菌有烟草花叶病毒（TMV），芜菁花叶病毒（TuMV），黄瓜花叶病毒（CMV）等。

（5）根腐病　病原菌为半知菌亚门，镰孢霉属，尖孢镰刀菌（*Fusarium oxysporum*）。

（6）紫纹羽病　病原菌为担子菌亚门，卷担菌属真菌（*Helicobasidium* sp.）。

5. 发病特点

（1）立枯病　初侵染源来自于土壤中越冬的菌核或菌丝体。为低温高湿病害，早春遇低温阴雨天气，即易感病，该病在太子参幼苗出土后即开始发生，3月下旬至4月上旬为发病高峰期，以后逐渐减轻。在土质黏重、排水不良、土表板结的地块发病较重。

（2）叶斑病　病菌以分生孢子器在病残体上越冬，翌年产生分生孢子进行初侵染，发病后产生分生孢子进行再侵染，地上部分枯萎后，病菌又以分生孢子器在病残体上越冬。初期下部叶片受害，逐渐向上扩展蔓延。在雨水多、管理粗放、植株生长不良等条件下，发病重。

（3）白绢病　病菌以菌核在土壤或以菌丝体在种参、病残体上越冬。菌核随水流、病土或混杂在种子中传播，菌丝生长迅速，能沿土壤裂缝蔓延为害临近植株，带病种参移栽后继续引起发病。病原菌喜高温、高湿，一般在30℃最为适合，通气好、低氮的砂土发病重，6月上旬至7月为发病盛期。

（4）病毒病　太子参病毒病以病毒粒体在病株块根中越冬，用病块根为繁殖材料（初侵染来源），常造成翌年太子参发病。病毒能靠汁液摩擦传毒和蚜虫等虫媒传毒，引起发病，扩大为害。该病在3～5月症状明显。

（5）根腐病　病原菌在土壤中越冬，或通过块根带病菌传播。病菌可从伤口侵入或直接侵入。在太子参块根移栽后夏季发病重，为害损失大。5月初开始发病，5月中旬至8月上旬发病重，根腐病的发生为害与地下害虫（蛴螬、蝼蛄、金针虫、地老虎等）及线虫为害有关。土壤湿度大、雨水过多等情况发病严重。

（6）紫纹羽病 该病常在偏酸性土壤及排水不良的地方发生较多，常以一处为中心向四周扩展蔓延，5月初开始发病，8月份达到高峰。雨水、肥料均能将病菌传播。病害发生与前作作物如甘薯、花生等有关，与地下害虫（蛴螬、蝼蛄、金针虫、地老虎等）及线虫为害也有关系。土壤湿度大、雨水过多等情况发病严重。

6. 防治方法

（1）立枯病和紫纹羽病 加强田间管理，雨后及时排水，降低田间湿度；勤除草松土，发现病株及时拔除，在病穴周围撒上石灰消毒。发病初期及时用药防治，可选用60%根府咛可湿性粉剂600倍液，或95%恶霉灵3000倍液，或50%立枯净可湿性粉剂800～1000倍液，或20%甲基立枯磷乳油1000倍液，或68%金雷水分散粒剂600倍液等喷雾防治。

（2）叶斑病 块根收获后彻底清理枯枝残体，集中深埋或烧毁；严格实行轮作，不宜重茬；发病初期喷50%多菌灵500～1000倍液，或70%甲基托布津800倍液，每隔7～10天喷1次，连续2～3次；发病严重时，喷苯醚甲环唑或戊唑醇1500倍液，每隔10天喷1次，连续2～3次。

（3）白绢病 发病初期，用50%多菌灵可湿性粉剂600倍液，或70%甲基托布津500～1000倍液等浇灌病区，也可用50%腐霉利可湿性粉剂1000倍液喷雾防治。

（4）根腐病 栽种前种参用50%多菌灵500倍液浸种20～30分钟进行消毒；生长期注意雨后及时疏沟排水；发病期用70%甲基托布津1000倍液，或用50%多菌灵

800～1000倍液，或用40%的恶霉灵1000倍液，或用75%百菌清1000倍液浇灌病株根部。

（5）病毒病　加强选种，淘汰病株，选择无病植株、抗病性较强的植株作种；增施磷钾肥，增强植株对病毒的抵抗力；用种子进行更新复壮；整地时亩用50%多菌灵400g稀释800～1000倍喷于土表进行土壤消毒；发病期亩用20%病毒A可湿性粉剂100g兑水50kg，喷雾。

（6）灰霉病　从4月初开始喷1∶1∶100的波尔多液，每隔10～14天喷1次，连续3～4次；发病时，用50%异菌脲或嘧霉胺800倍液喷施。

（7）小地老虎　在成虫盛期采用灯光或糖醋液诱杀成虫；结合中耕除草，人工捕捉幼虫；用90%晶体敌百虫100g或40%辛硫磷乳液100ml兑水100～150kg浇灌植株周围及土面，或每亩用40%辛硫磷乳液250ml拌细泥土25kg撒施。

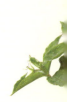

（8）蚜虫　利用七星瓢虫、草岭等天敌捕杀；选用50%抗蚜威2500倍液喷雾。

四、采收与产地加工技术

1. 生长年限及物候期

以块根种植的在种植后翌年进行采收，从出苗至倒苗一个生长周期160天左右；以种子繁殖收获块根作为种参移栽的，在大田移栽后的翌年进行采收。

以块根种植的生长周期经历出苗期、开花期、盛花期、块根膨大期和倒苗期5个时期，具体物候期时间段如表3-6所示。

表3-6 太子参物候期

播种期	出苗期	开花期	盛花期	块根膨大期	倒苗期	生长期
10月20日～11月20日	2月25日～3月5日	4月25日～5月20日	5月5日～5月15日	5月15日～6月1日	7月15日～7月20日	145～160天

2. 采收期

7月中下旬，即植株地上部分枯萎后10天左右。

3. 采收

采挖前将地上枯萎植株、杂草清除，集中运出种植地烧毁或深埋；田间采挖从太子参植株地上枯萎部分判断地下块根位置，用五齿钉耙等农用工具沿厢横切面往下挖，深度20～25cm，小心翻挖出太子参块根，剥除泥土，收集后装入清洁竹筐内或透气编织袋中（图3-4）。

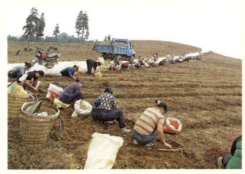 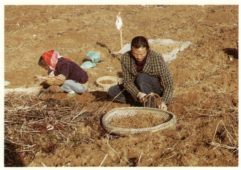

图3-4 采收

4. 产地加工

（1）清洗及干燥 块根运回后及时在加工场地摊开分选，清除感染病虫害和有损伤的块根。用清水浸泡5~10分钟后，用流动水搓洗，淘去泥土，洗净的块根沥干水，将块根铺在晒席上进行暴晒，晒至七八成干时，收拢装入筐内轻轻振摇撞去参须，或于晒席上人工揉搓除去须根。再继续晒干，晒干后的块根质硬脆，断面呈白色，称生晒参。也可置室内通风干燥处摊晾1~2天，使根部失水变软后，再用清水洗净，放入开水中，浸烫2~3分钟，取出立即摊晒，晒至七八成干时，装入筐内轻轻振摇撞去参须，或于晒席上人工揉搓除去须根，再继续晒干，晒干后的块根质硬脆，断面呈白色，称烫参。要求干燥后的太子参含水量不高于14%（图3-5）。

文献报道，直接晒干法与烫晒法成品的外观性状差异不大，而从太子参指标成分之一太子参环肽B含量来讲，直接晒干法成品显著高于烫晒法成品，且须根中太子参环肽B含量亦现在高于主根。从太子参环肽B含量的角度来讲，太子参干燥宜采用

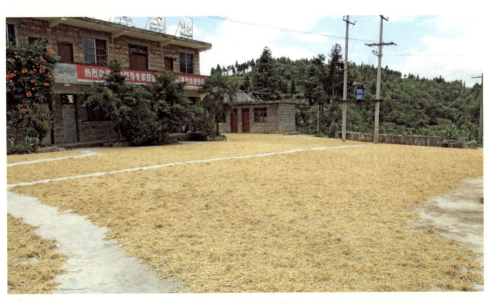

图3-5　太子参干燥

直接晒干法，且应综合考虑须根的使用，避免资源浪费。

（2）风选及去尾　干燥块根用风扇或风簸进行风选，将参须、尘土、细草吹净；将风选后的块根在参体骤缩处人工去除尾部。

5. 包装

包装前应再次检查药材是否完全干燥，并进一步清除异物。将检验合格的产品按不同商品规格用具内膜的编织袋密封包装。在包装袋上注明产地、等级、净重、毛重、生产日期、生产者、批号、生产单位等。

6. 储存

药材储存要求符合NY/T1056-2006《绿色食品贮藏运输准则》的规定。仓库应具有防虫、防鼠、防鸟的功能；要定期清理、消毒和通风换气，保持洁净卫生；不应与非绿色食品混放；不应和有毒、有害、有异味、易污染物品同库存放；在保管期间如果水分超过14%、包装袋打开、没有及时封口、包装物破碎等，导致太子参吸收空气中的水分，发生返潮、结块、褐变、生虫等现象，必须采取相应的措施。

7. 运输

运输车辆的卫生合格，温度在16～20℃，湿度不高于30%，具备防暑防晒、防雨、防潮、防火等设备，符合装卸要求；进行批量运输时应不与其他有毒、有害、易串味物质混装。

五、特色适宜技术

1. 种苗提纯复壮

太子参经过数代块根繁殖后,由于受到病虫害、病毒等感染,出现长势弱、病虫害严重、产量降低等退化现象。太子参种子繁殖不传播病毒,通过种子繁殖的块根作为种参可避免反复块根繁殖造成的种性退化。

2. 种源选择

选择苗期长,植株主茎粗,主茎节间长,地上闭锁花花梗不明显,地下块根数、地下生物量较高的植株作栽培种源。

3. 选地

选择丘陵坡地或地势较高的平地,以深厚、肥沃、疏松、排水良好的砂壤土或腐质壤土为好,pH为中性偏微酸性。

4. 轮作

忌连作,与禾本科作物轮作3~4年。

第4章

太子参药材质量

一、本草考证与道地沿革

太子参之名始见于清代吴仪洛《本草从新》，位于人参列下，与人参须、人参芦并列，谓："大补元气，虽甚细如参条，短紧坚实，而有芦纹，其力不下大参。"赵学敏《本草纲目拾遗》引《百草镜》云："太子参即辽参之小者，非别种也；乃苏州参行从参中拣出短小者，名此以售客；味甘苦，功同辽参。"赵学敏又引张觐斋之言曰："太子参者，乃参中之全枝而小者，是参客取巧之名也。"赵学敏认为太子参即为辽参，而吴仪洛所描述"虽甚细如参条"，则又似是而非，不是很明确，可能是指的另外一种形似参条而较细的品种。太子参别名孩儿参，孩儿参之名始于明代《本草崇原》，其后的《本草纲目》亦有记载，将似人形的人参称为"孩儿参"，清代则将细枝人参称着"太子参"或"孩儿参"。由此看来，本草太子参或孩儿参均为五加科人参之小者。

石竹科太子参入药始于何时尚不十分清楚，但从《本草从新》记载太子参的功效："治气虚肺燥、补脾土、消水肿、化痰止渴"与石竹科孩儿参用于"脾气虚弱，胃阴不足的食少倦怠"及"气虚津伤的肺虚燥咳"相似；《本草纲目拾遗》亦描述"参价日昂贵，而各种伪品杂出……珠儿参者，不知何根所造……此皆苏地好奇者所制，好奇之医而用之，走方者所以惑乡人"，说明人参伪品不排除有苏地药商以地产石竹科太子参托名"辽参之小者"以牟暴利的可能；且石竹科太子参人工栽培有近百年的历史。说明石竹科太子参药用历史似可追溯至清代。

解放后浙江杭州一带亦有以辽参之小者为太子参，但全国大多数地区销售的太子参为石竹科孩儿参*Pseudostellaria heterophylla*（Miq.）Pax.的肉质块根。《中国药典》1963年版以此作为太子参正品的唯一来源。

二、药典标准

1. 性状

本品呈细长纺锤形或细长条形，稍弯曲，长3～10cm，直径0.2～0.6cm。表面灰黄色至黄棕色，较光滑，微有纵皱纹，凹陷处有须根痕。顶端有茎痕。质硬而脆，断面较平坦，周边淡黄棕色，中心淡黄白色，角质样。气微，味微甘。

2. 鉴别

（1）本品横切面：木栓层为2～4列类方形细胞。栓内层薄，仅数列薄壁细胞，切向延长。韧皮部窄，射线宽广。形成层成环。木质部占根的大部分，导管稀疏排列呈放射状，初生木质部3～4原型。薄壁细胞充满淀粉粒，有的薄壁细胞中可见草酸钙簇晶。

（2）取本品粉末1g，加甲醇10ml，温浸，振摇30分钟，滤过，滤液浓缩至1ml，作为供试品溶液，另取太子参对照药材1g，同法制成对照药材溶液。照薄层色谱法《中国药典》2015年版（通则0502）试验，吸取上述两种溶液各1μl，分别点于同一硅胶G薄层板上，以正丁醇-冰醋酸-水（4∶1∶1）为展开剂，置用展开剂预饱和15分钟的展开缸内，展开，取出，晾干，喷以0.2%茚三酮乙醇溶液，在105℃加热至斑点显色清晰。供试品色谱中，在与对照药材色谱相应的位置上，显相同颜色的斑点。

3. 检查

（1）水分　不得过14.0%（《中国药典》2015年版通则0832第二法）。

（2）总灰分　不得过4.0%（《中国药典》2015年版通则2302）。

4. 浸出物

照水溶性浸出物测定法（《中国药典》2015年版通则2201）项下的冷浸法测定，不得少于25.0%。

5. 性味与归经

甘、微苦，平。归脾、肺经。

6. 功能与主治

益气健脾，生津润肺。用于脾虚体倦，食欲不振，病后虚弱，气阴不足，自汗口渴，肺燥干咳。

7. 用法与用量

9～30g。

8. 贮藏

置通风干燥处，防潮，防蛀。

三、质量评价

（一）真伪鉴定

1. 性状鉴别

细长纺锤形或细长条形，稍弯曲，长3～10cm，直径0.2～0.6cm。表面灰黄色至黄棕色，较光滑，微有纵皱纹，凹陷处有须根痕。顶端有茎痕。质硬而脆，断面较平坦，周边淡黄棕色，中心淡黄白色，角质样。气微，味微甘。

2. 显微鉴别

横切面木质部占80%以上体积，木栓层为2～4列类方形细胞。栓内层薄，仅数列薄壁细胞，切向延长。韧皮部窄，在木质部导管群外方的韧皮部内可见筛管群，射线宽广。形成层成环。木质部占根的大部分，导管稀疏排列成放射状。薄壁细胞充满淀粉粒，有的薄壁细胞中可见草酸钙簇晶。

3. 理化鉴别

取粉末1g，加甲醇10ml，温浸，振摇30分钟，滤过，滤液浓缩至1ml，作为供试品溶液，另取太子参对照药材1g，同法制成对照药材溶液。吸取上述两种溶液各1μl，分别点于同一硅胶G薄层板上，以正丁醇-冰醋酸-水（4∶1∶1）为展开剂，置用展开剂预饱和15分钟的展开缸内，展开，取出，晾干，喷以0.2%茚三酮乙醇溶液，在105℃加热至斑点显色清晰。供试品色谱中，在与对照药材色谱相应的位置上，显相同颜色的斑点。

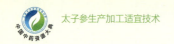

4. 分子鉴定

碱裂解法提取太子参及伪品基因组DNA，PCR扩增反应液（包括DNA Taq聚合酶预混液5.5μl，鉴别引物5'-CGGTGAGGCACGGGAAAC-3'，5'-GCCTTGTTCACCACCT ATTGC-3'各10pmol，DNA模板20～80ng，双重灭菌蒸馏水加至25μl）经95℃预变性1分钟，95℃变性5秒，56℃退火延伸15秒，30个循环，72℃后延伸30秒后，在扩增产物中加入1μl 100×SYBR Green I混匀后于紫外光下呈绿色荧光的为太子参，混伪品无绿色荧光出现。

5. 常见伪品

据文献报道及市场调查，太子参伪品有同科植物石生蝇子草、云南繁缕、白花紫萼女娄菜，百合科植物粗根宝铎草，爵床科植物菜头肾及禾本科植物淡竹叶的干燥根。

（1）石生蝇子草根　为石竹科植物石生蝇子草 *Silen etarinowii* Regel 的干燥根。数个簇生或单生，呈长圆柱形，稍扭曲或多弯曲，有时具分枝。长2～13cm，粗0.2～0.8cm。顶端常用疣状突起的茎痕或茎残基，表面灰黄色，有纵皱纹，并有棕黑色凹陷，其中有点状突起的须根痕。质硬而脆、易折断，断面白色。

（2）云南繁缕根　为石竹科植物云南繁缕 *Stellaria yunnanensis* Franch. 的干燥根。根单个或数个簇生，单个者呈纺锤形或细长条形，长3.5～9cm，粗0.1～0.35cm，稍弯曲，两端细长呈尾状。簇生根的顶端有疙瘩状茎痕，根外表黄白色或灰棕色，纵皱纹明显成沟状，并具点状细根残痕。质脆，易折断，断面黄白色角质样，中柱淡白色。

（3）白花紫萼女娄菜块根　为石竹科植物白花紫萼女娄菜 *Melandrium tatlrinowii* (Regl) Y. W. Tsui var. *Albiflorum.* (Franch.) Z. Cheng的干燥块根。根多单条，少数2～4个簇生。表面纵皱纹明显，根头茎痕及芽痕较明显，折断面略呈角质样。

（4）淡竹叶根　为禾本科植物淡竹叶 *Lophatherum gracile* Brongn. 的干燥块根。呈细长条形或纺锤形，两端细长，略弯曲，丝状开裂。长1.5～5cm，粗0.2～0.5cm，表面黄白色或灰黄色，有细密扭曲的纵皱纹和残留须根。质硬而脆，断面黄褐色或黄白、有黄白色细木心。

（5）菜头肾根　为爵床科植物菜头肾 *Championella sarcorrhiza* C. Ling的干燥根。呈细长纺锤形，多弯曲。长5～12cm，粗0.7～1cm。表面深黄褐色，具细纵皱纹，时可见须状支根痕。质坚脆，易折断，断面木部黄色。

（6）粗根宝铎草根　为百合科植物粗根宝铎草 *Disporum sessile*（Thunb.）D.Don var.*pachyrrhizum* HandMazz.的干燥根。呈细长纺锤形，稍弯曲，长2.5～5cm，粗0.2～0.5cm。表面淡黄棕色，有明显的细纵皱纹，有的顶端留有疙瘩状茎基。质脆，易折断，断面黄白色，中间有一细木心。

（二）有效成分提取

1. 超声提取太子参环肽

太子参粉碎过80目筛，按料液比1∶15加入100%乙醇，超声提取1小时，超声温度为30℃，抽滤，弃去残渣，滤液浓缩，固相萃取，收集甲醇洗脱段，浓缩得太子参环肽粗品。

2. 超高压技术提取太子参多糖

太子参粉碎过40目筛，称取1g，按料液比1∶60加入蒸馏水后密封于聚乙烯塑料袋中，按提取温度55℃、保压时间6分钟、超高压力350MPa设定参数进行超高压处理，处理液经2500r/min离心5分钟，吸取一定体积上清液定容，得到太子参多糖粗品。

3. 超声波提取太子参多糖

太子参粉碎过100目筛，称取10g，按料液比1∶8加蒸馏水浸泡24小时，50℃超声波提取20分钟，过滤，4次重复提取，弃去残渣，合并滤液后，浓缩，再加用85%乙醇去脂肪，静置沉淀后，将上层悬浮物用离心机离心（4000r/min，30分钟），取出，合并沉淀，将沉淀溶于丙酮中充分洗涤静置过夜，沉淀再次用无水乙醇中充分洗涤，静置，待沉淀完全后将沉淀物置旋转蒸发仪中加热至一定体积，得到太子参多糖粗品。

4. 水浴加热提取太子参多糖

太子参粉碎过80目筛，称取50g，于80%乙醇回流提取，弃去提取液，所得滤渣按1∶20料液比加入蒸馏水，浸渍30分钟后，加热至100℃回流提取90分钟，过滤，收集提取液，滤渣再用蒸馏水浸渍，重复提取3次，合并提取液，用旋转蒸发仪浓缩，所得浓缩液加95%的乙醇至含醇量达80%，4℃静置过夜，收集沉淀即为太子参多糖粗品。

5. 超临界CO_2萃取法提取太子参挥发油

称取太子参粗粉200g,装入1L萃取罐中,夹带剂为无水乙醇,按质量体积比1∶0.5加入,萃取温度40℃,萃取压力35MPa,加入0.5倍无水乙醇(100ml),至仪器达到设定条件时开始计时,循环萃取2小时。将萃取物经旋转蒸发仪浓缩至50ml,取10ml浓缩液用10ml乙醚萃取2次,合并萃取液,加入无水硫酸钠适量脱水处理后,放入冰箱冷藏过夜,即得太子参挥发油粗品。

6. 超声提取太子参氨基酸

称取太子参药材粉末约1g,按料液比1∶30加60%乙醇,超声提取30分钟,过滤,3次重复,合并每次滤液,移至50ml的量瓶中,加水稀释至刻度,摇匀,即得太子参氨基酸粗品。

(三)质量控制

1. 太子参环肽B含量检测

采用甲醇为溶剂,超声处理(功率250W,频率30kHz)提取太子参样品粉末制备供试品溶液。用高效液相色谱法测定,以十八烷基硅烷键合硅胶为填充剂,乙腈、水为流动相进行梯度洗脱,在波长203nm处检测,测得太子参环肽B含量。2010年版《中国药典》规定含太子参环肽B不得少于0.020%。

2. 皂苷含量检测

以人参皂苷Rb_1为对照品,用10倍量蒸馏水超声提取太子参样品粉末,醇沉,蒸馏水溶解残渣,正丁醇萃取,减压蒸干,残渣用甲醇溶解作为样品皂苷供试液。用

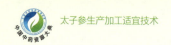

香草醛-冰醋酸显色,分光光度法于560nm测定吸光度,测定皂苷含量。

3. 多糖含量测定

用HPLC-ELSD法测定多糖的含量,以葡萄糖作对照品,将太子参多糖水解成葡萄糖,求出多糖换算因子,根据换算因子,将样品液中测得的葡萄糖量换算出多糖含量。或用紫外可见分光光度计测定多糖的含量,以葡萄糖为对照品,用80%乙醇水浴回流除杂,用水提取太子参多糖,采用硫酸-苯酚法,于487nm处测定吸光度,根据换算因子,将样品液中测得的葡萄糖量换算出多糖含量。

4. 氨基酸成分分析

采用柱前衍生化-HPLC法测定氨基酸含量,用苯酚-盐酸110℃水解24小时,滤液蒸干,蒸馏水溶解,以氨基酸标准溶液为对照品,用高效液相色谱仪测定,测定太子参中17种氨基酸含量。

5. 有机氯类农药残留

采用气相色谱法测定有机氯类农药残留,用水浸泡过夜,加丙酮超声处理30分钟,再加氯化钠及二氯甲烷,超声处理15分钟,用石油醚除净二氯甲烷及丙酮等提取太子参中农药残留六六六和滴滴涕,以六六六和滴滴涕的混合对照品(α-BHC,β-BHC,γ-BHC,δ-BHC;PP′-DDE,PP′-DDD,OP′-DDT,PP′-DDT)为标准溶液,测定太子参中有机氯类农药残留量,参考《药用植物及制剂进出口绿色行业标准》(2001年)中农药残留量的限量指标BHC≤0.1mg/kg、DDT≤0.1mg/kg限定太子参种有机氯类农药残留。

6. 重金属含量检测

用电感耦合等离子发射光谱法和原子荧光光度法检测太子参中铅、铬、砷、汞、镉的含量。电热解法制备铅、铬供试溶液，微波消解法制备砷、汞、镉供试溶液，用电感耦合等离子发射光谱仪和原子荧光光度计测定含量。参考《药用植物及制剂进出口绿色行业标准》（2001年）对重金属的限量指标（mg/kg）：铅（Pb）≤5.0，镉（Cd）≤0.3，汞（Hg）≤0.2，砷（As）≤2.0限定太子参重金属的含量。

（四）商品规格等级

一等　干货。长纺锤形，较短，直立。表面黄白色，少有纵皱纹，饱满，凹陷处有须根痕。质硬，断面平坦，淡黄白色或类白色。气微，味微甘。无须根、杂质、霉变。个体较短，上中部直径0.4cm以上，单个重量0.4g以上，每50g块根数130个以内，个头均匀（图4-1）。

二等　干货。长纺锤形，较短，直立。表面黄白色，少有纵皱纹，饱满，凹陷处有须根痕。质硬，断面平坦，淡黄白色或类白色。气微，味微甘。无须根、杂质、霉变。个体较长，上中部直径0.3cm以上，单个重量0.2g以上，每50g块根数250个以内，个头均匀（图4-2）。

统货　干货。细长纺锤形或长条形，弯曲明显。表面黄白色或棕黄色，纵皱纹明显，凹陷处有须根痕。质硬，断面平坦，淡黄白色或类白色。气微，味微甘。上中部直径0.3cm以下，单个重量0.2g以下，每50g块根数250个以外。有须根，长短不均一。无杂质、霉变（图4-3）。

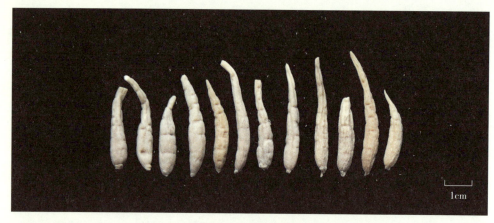

图4-1 太子参一等品

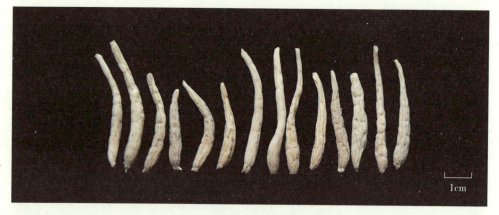

图4-2 太子参二等品

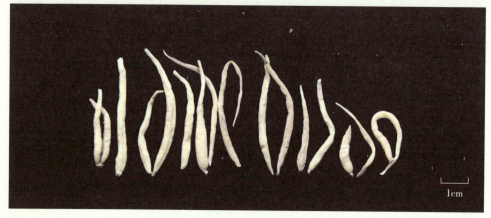

图4-3 太子参统货

第5章

太子参现代研究与应用

一、化学成分

太子参的主要化学成分有糖类、皂苷类、环肽类、甾醇类、油脂类、磷脂类、挥发油类、氨基酸类、脂肪酸类及微量元素等。

1. 糖类

太子参经分离纯化得到蔗糖、麦芽糖、α-槐糖、PHP-A、PHP-B等多糖。

2. 皂苷类

皂苷是太子参中的一类次生代谢产物，生理活性较高。太子参中皂苷主要含有太子参皂苷A、尖叶丝石竹皂苷D、胡萝卜苷、刺槐苷、Δ^7-豆甾-3β-烯醇3-O-β-D-葡萄糖苷、腺嘌呤核苷、α-菠菜甾醇-β-D-吡喃葡萄糖苷、乙醇-α-D-半乳糖苷、7-豆甾烯-3-O-β-D-葡萄糖苷和尿嘧啶核苷等。

3. 环肽类

太子参中分离得到16种环肽类化合物，包括pseudostellaria A、pseudostellaria B、pseudostellaria C、pseudostellariaD、pseudostellaria E、pseudostellaria F、pseudostellaria G、pseudostellaria H、heterophyllin A、heterophyllin B、heterophyllin C、heterophyllin D、heterophyllin E、heterophyllin F、heterophyllin G、heterophyllin H。

4. 甾醇类

太子参中分离获得甾醇类化合物有β-谷甾醇、Δ^7-豆甾烯-3β-醇。

5. 磷脂及油脂类

太子参中磷脂类化合物主要有溶磷脂酰胆碱、磷脂酰丝氨酸、磷脂酰肌醇、磷脂酰乙醇胺、磷脂酰甘油及磷脂酸等；油脂类化合物含有吡咯-2-羧酸-3-呋喃甲醇酯、三棕榈酸甘油酯、棕榈酸三十二醇酯、β-谷甾醇-3-O-β-D葡萄糖-6棕榈酸酯等。

6. 挥发油类

太子参块根中分离的挥发性成分有吡咯、己醛、糠醛、糠醇、4-丁基-3-甲氧基-2-环己烯-1-酮、3-呋喃甲基乙酸酯、4-丁基-3-甲氧基-2，4-环己二烯-1-酮、2-戊基呋喃、2-环己烯-1-醇-苯甲酸酯、正-十六烷酸等。

7. 氨基酸类

太子参中含有精氨酸、苏氨酸、亮氨酸、异亮氨酸、谷氨酸、脯氨酸、丝氨酸、甘氨酸、丙氨酸、甲硫氨酸、缬氨酸、胱氨酸、赖氨酸、酪氨酸、苯丙氨酸、组氨酸和天冬氨酸等18种氨基酸。

8. 脂肪酸类

太子参中含有棕榈酸、亚油酸、山嵛酸、2-吡咯甲酸、二十四碳酸、十八碳酸和琥珀酸等。

9. 微量元素类

太子参中含有多种微量元素，包括Fe、Cu、Zn、Cr、Ni、Co、V、Sr、Ba、Mn、Pb、Li、Na、B、Be、Ti、Al、Ca、Mg、K和P。其中Fe、Cu、Zn、Cr、Ni、

Co、Sr 和 Mn 等为人体所必需的微量元素。分析表明数种人体必需微量元素中，需求较高的是 Fe、Mn、Zn 和 Cu 4 种元素。

10. 其他类

除了上述所提到的化学成分，太子参中还分离得到包括去甲鸢尾素A、蒲公英赛醇、木犀草素、蒲公英赛醇乙酯、肌-肌醇-3-甲醚、金合欢素和乌苏酸等化学成分。

二、药理作用

现代药理学研究表明，太子参具有抗应激、抗疲劳、降血糖、降血脂、抗氧化、抗肿瘤、改善记忆及增强免疫功能等作用。

1. 抗应激、抗疲劳作用

太子参多糖具有一定的抗应激、抗疲劳作用。研究显示，太子参水煎液能显著延长小鼠的游泳时间，延长小鼠在高温、缺氧环境中的存活时间，提高小鼠在低温环境下的存活率，高中剂量组效果比较明显。

2. 降血糖、降血脂作用

太子参多糖有明显的降血糖、降血脂作用。太子参多糖按 0.375、0.75、1.5g/kg 三种剂量给药小鼠糖尿病模型，结果表明：太子参多糖可显著降低糖尿病小鼠血糖，增加肝糖原含量，增加体重，增加胸腺和脾脏指数，对糖尿病小鼠具有明显的治疗作用。太子参水提物能明显降低链脲菌素诱导的糖尿病小鼠血糖，对胰岛素的敏感性有明显改善作用。太子参多糖能有效降低三酰甘油和总胆固醇的水平，从而有效降低血脂水平，改善脂质代谢紊乱。

3. 增强免疫功能作用

太子参对免疫功能有增强作用。太子参总提取物能明显对抗环磷酰胺所致的胸腺、脾脏减轻，T、B淋巴细胞转化功能低下、白细胞吞噬功能降低及迟发型超敏反应减弱，增加外周血白细胞计数。太子参醇提物对小鼠脾虚及细胞免疫功能低下有改善作用，能降低小鼠脾虚阳性发生率，升高脾虚小鼠体重、肛温、胸腺及脾脏指数，延长脾虚小鼠低温游泳和常压耐缺氧时间，增强泼尼松龙免疫抑制小鼠的迟发型超敏反应。太子参提取物灌胃小鼠显示，部分大极性太子参提取物能明显增加正常小鼠的半数溶血值、白细胞计数和吞噬指数，说明太子参中的苷类和多糖等大极性成分是太子参提高机体免疫功能的有效物质。

4. 保护胃黏膜及促进消化吸收

太子参药液灌胃小鼠，能促进胃黏膜幽门螺杆菌感染模型小鼠炎症的转归，同时对Ⅰ型幽门螺杆菌有明显抑菌效果。小鼠灌胃太子参水煎液制成的胶囊，能明显抑制小鼠肠推进的距离。太子参水提液和醇提液灌胃脾虚的大鼠，两种提取物不仅能增加正常大鼠的D-木糖排除率，而且对脾虚模型有很好的改善作用，还能明显增加小鼠的唾液分泌。

5. 抗氧化、抗肿瘤作用

太子参醇提物能使自然衰老模型大鼠肝、肾、血清中丙二醛下降，而超氧化物歧化酶及谷胱甘肽过氧化物酶提高，表明太子参醇提物有清除氧自由基、活性氧及抗脂质过氧化作用。太子参水提物能不同程度对抗肾组织中丙二醛的升高，抑制超氧化物歧化酶及谷胱甘肽过氧化物酶活力下降，因此，太子参水提物可清除HO、O_2^-、H_2O_2，提高抗氧化物酶活力。太子参中分离出18株内生真菌，其中6株菌株对肿瘤细胞具有显著的抑制作用，3株有较好的抗氧化活性，提示太子参是筛选先导化合物或天然生物活性成分的潜在资源。

6. 改善心肌梗死所致的慢性心衰

太子参粗多糖灌胃大鼠，可改善左冠状动脉结扎复制急性心肌梗死模型的指标，提示太子参粗多糖对急性心肌梗死诱发实验性大鼠心肺损伤有保护作用。太子参多糖对脂多糖诱导的心肌细胞损伤有保护作用，作用机制与一氧化氮合酶的分型表达相关。太子参正丁醇提取物灌胃急性心肌梗死诱发心肺损伤病变模型大鼠，结果表明：太子参正丁醇提取物可明显改善大鼠血流变动力学指标，降低心肺指数，减小心肌梗死面积，改善肺组织和左心室的病理学状态。太子参对急性心肌梗死诱发的慢性心力衰竭有保护作用，作用机制可能与太子参影响细胞因子有关。太子参水煎液可改善大鼠冠脉结扎形成的慢性心力衰竭，其机制可能是通过诱导型一氧化氮合酶和抑制基质金属蛋白酶表达，改善氧化应激状态，提高抗氧化能力，降低脂质过氧化物丙二醛含量。

7. 改善记忆障碍

太子参多糖高剂量组可明显降低记忆障碍小鼠受电击后的错误反应次数，对东莨菪碱所致小鼠记忆障碍有明显的改善作用。测定记忆障碍模型小鼠脑组织谷胱甘肽过氧化物酶、超氧化物歧化酶活性和丙二醛含量，结果显示：太子参多糖能显著抑制丙二醛的生成，提高谷胱甘肽过氧化物酶和超氧化物歧化酶活力。采用急性脑缺血模型法观察小鼠断头后张口呼吸的持续时间和次数，结果显示：太子参多糖能显著延长张口呼吸次数和持续时间。

8. 延缓肾小球硬化作用

太子参水提物对基质金属蛋白酶抑制剂-2有显著的抑制作用，其可能通过抗氧化作用而抑制基质金属蛋白酶抑制剂-2的基因表达，从而发挥延缓肾小球硬化作用。

9. 镇咳、抗病毒作用

太子参含有的肌醇-甲醚有较强的镇咳作用，而皂苷A有抗病毒作用，尤其对于疱疹病毒的活性较强。

三、应用

1. 临床常用

（1）脾气虚弱、胃阴不足的食少倦怠等　本品味甘性平入脾经，善补气生津但力弱效缓，能益脾气、养胃阴，常用治脾胃虚弱而又不受峻补者，常配黄芪、白术等同用，以增强益气补脾之功用；治脾虚胃阴不足的食少倦怠者，常配山药、石斛等健脾和胃养阴；若病后体虚，乏力自汗，饮食减少，常与药性平和的山药、扁豆、茯苓等药配伍应用以增效。

（2）自汗　本品治儿童气阴两虚，虚汗多，常与沙参、石斛、白薇、青蒿等药配伍应用，以益气养阴而退虚热；若胃表不固，汗出频频者，常与麦冬、五味子、生黄芪等同用，以益气养阴，固表止汗。

（3）气虚津伤和心悸失眠　本品性平偏凉，补中兼清，常治热病后期气虚津伤，内热口渴，多与生地、知母、麦冬、竹叶等药同用，以益气生津止渴；若气津两伤，兼见心悸失眠、多汗等症，常与麦冬、酸枣仁、五味子等配伍应用，以益心气，养心阴而安心神。

（4）肺虚燥咳　本品味甘性平入肺，具有益气生津之功而善于润燥，常用于治疗燥邪或热邪客肺，气阴两伤所致肺虚燥咳，气短痰少等症，常与沙参、百合、麦冬、贝母等配伍应用，共奏益气养阴之功。

2. 现代医学应用

（1）治疗小儿腹泻　自拟太子参苓汤：太子参15g，茯苓10g，砂仁6g，炒白术10g，诃子10g，怀山药10g，枳壳10g，厚朴10g，炙甘草6g；偏寒者加木香、干姜；食滞者加神曲、山楂；小便少者加前仁；用于治疗因脾胃虚弱引起的小儿腹泻78例，取得了满意疗效。

（2）治疗小儿厌食症　配以灵芝、茯苓、麦芽、谷芽，同时配伍铁、锌、钙等微量元素制成的复方太子参颗粒，可通过促进胃酸分泌，减少胃排空时间，明显提高小肠推进率，能促进消化吸收、增进食欲等；用于治疗小儿厌食症47例，取得了良好的临床疗效。用六神散治疗小儿厌食症：太子参12g，茯苓、山药、扁豆、麦芽各15g，白术10g，甘草5g，鸡内金8g；结果31例小儿厌食症，显效22例，有效8例，无效1例。

（3）小儿营养不良　配伍太子参、北沙参、茯苓、山药、炒白芍、葛根、炒山楂，加用适量治疗小儿营养不良48例，结果患儿临床症状平均恢复时间为8.6天，显著升高患儿体重、血红蛋白、血清总蛋白、血清白蛋白和外周血淋巴细胞。

（4）治疗支气管哮喘　配以冬虫夏草、浙贝母、槟榔、白及、甘草等制成的太子参止咳平喘散；可益气养阴，清补平补扶其正，清热解毒除其湿，润肺化痰止咳平喘祛其邪，能调节脏腑功能，恢复体内阴阳平衡，提高免疫功能，从而达到治疗支气管哮喘的效果，每日3次，每次4g，2个月为1个疗程，治疗支气管哮喘506例，治愈451例，好转49例，无效6例。

（5）治疗糖尿病　太子参30g，黄芪40g，葛根40g，黄精20g，知母15g，枸杞子12g，川黄连12g，五味子9g，泽泻15g，鸡内金15g制成的太子参降糖方；采用了益气养阴之法，用于治疗中老年2型糖尿病，疗效满意。

（6）慢性乙型肝炎　太子参15g，云苓10g，五爪龙15g，白术10g，丹参20g，赤芍20g，三七10g，红花10g，珍珠草20g，褚实子10g制成健脾活血方；治疗慢性乙型肝炎54例，结果患者主要临床症状、体征均有不同程度的改善，ALT、AST、SB显著降低，HBeAg转阴率为25.9%，HBV-DNA转阴率为27.8%。

（7）慢性再生障碍性贫血　再生复血汤：生黄芪30g，太子参20g，石韦20g，丹参15g，虎杖15g，陈皮6g，升麻6g；水煎，每剂200ml，分2次服，服用时每次冲兑紫河车10g；治疗慢性再生障碍性贫血80例，结果基本治愈2例，缓解39例，明显进步21例，无效8例。

（8）充血性心力衰竭　用太子参20g，寄生20g，车前草20g，泽泻20g，麦冬15g，山茱萸15g，茯苓15g，赤芍12g，郁金12g，全瓜蒌12g，随症加减；治疗充血性心力衰竭42例，结果显效24例，有效15例，无效3例。

太子参临床上还用于治疗化疗后白细胞减少、术后低热、反流性食管炎、先兆性流产、苯中毒贫血、冠心病心绞痛等。

3. 食疗及保健

（1）清补食品　太子参富含人体必需的氨基酸、多糖、淀粉、皂苷、维生素和微量元素，它们参与机体代谢，有助于病后体虚和消化功能的恢复。另外，具有抗疲劳、抗应激、耐缺氧、耐低温、抗病毒、增强机体免疫能力、延缓衰老、延长寿命等作用。另外，可以补益气阴、生津止渴，功效与人参相近，但药力薄弱；与党参相比，补气作用较弱，但生津养阴之力比党参强，有时可代西洋参使用，因此，堪称老少皆宜的清补食品。太子参在民间广泛用于膳食原料，家家户户常用来煲鸡、鸭等，餐馆酒家也常用于特色菜肴的原料，并且创出一些名菜，如：太子参猪肉羹、党参熟地炖豆腐。①太子参猪肉羹：猪肉500g、太子参30g、何首乌15g、龙眼肉20g、葱白、姜、料酒、盐、味精适量；做法：将瘦猪肉洗净切丁状，三味中药用纱布包好，与调料一起放入砂锅中，加清水没过料面即可，先在旺火上烧沸后，撇去污沫，改用微火煨2～3小时，至猪肉煮至烂熟，捞出药物及调料渣，便可佐餐食用；功能：补气养血。②党参熟地炖豆腐：党参、太子参、熟地、大枣、虾米、香菇各

10g，豆腐50g，盐、味精、麻油适量；做法：先将大枣劈开去核，香菇发好切丝备用，再将太子参、党参、熟地、大枣加水适量，文火煮30分钟，去渣留汁；把豆腐切成小块与虾米、香菇、调料同入锅中，小火炖20分钟即成，可佐餐食用；功能：补气健脾，滋阴养血。

（2）补益保健茶　太子参是民间公认的补益药，越来越多以太子参为主组成的补益保健茶用于保健和治病，具有简便易行和疗效显著的特点。如：参麦茶（《百种中药防老食谱》），组方：太子参9g、浮小麦15g、红枣20枚，具有补气生血的功效，适用于气血不足，症见病后体弱、倦怠乏力、自汗不已、纳谷不香、心悸口干、健忘失眠、舌淡苔白、脉细缓；对于缺铁性贫血、甲状腺功能减低、老年性痴呆症、慢性肾炎、放（化）疗白细胞减少属气血不足者，可用本方调理。太子参白茶，由白茶和太子参两者有机结合，是一种具有独特香味和特定保健功能的产品，既保持了白茶的抗辐射又增加了太子参的补气益脾和养阴生津的保健功能。还有参味茶（《百种中药保健食谱》）；女贞杞参茶（《巧用营养滋补药》）等。

（3）功能保健品　以太子参为配方的保健品在市场很多，黄芪太子参口服液是以黄芪、白术、陈皮、麦芽、鸡内金、太子参、白砂糖、水为主要原料制成的保健食品，经功能试验证明，具有促进消化，增强免疫力的保健作用。

4. 茎叶的应用

粗蛋白含量高低是饲料原料营养价值的重要指标之一。太子参茎叶粗蛋白含量为13.4%，高于多种禾本科牧草，如象草11.5%、多年生黑麦草11.0%和东北羊草

8.2%；太子参茎叶蛋白接近于FAO/WHO提出的理想蛋白质条件，氨基酸种类齐全，含量丰富，在基础口粮中添加0.5%～1.5%的太子参茎叶粉，能够显著提高断乳仔猪抗氧化和抗应激能力。

6～7月大部分植株枯黄倒苗后，多数的茎叶自然脱落，只需钉耙收拢清除杂质即可使用，晾晒到水分15%以下加工成饲料添加剂，既可减少浪费，又可产生良好的经济效益和社会效益。

四、市场动态

太子参为药食两用品种，是常用中药材品种之一，年需求量4500吨左右，其价格会随着产量的变化而有所起伏。2000年前，太子参有过两次百元以上的价格，分别为1988～1989年和1998～1999年，其中1988～1989年太子参创下了2000年前的最高价格（170元/千克），其余时间段价格在6～40元/千克之间波动。进入2000年后，2009年产新前价格一直保持在20元/千克左右，仅2003年"非典"期间价格有所上升。2009年下半年开始，太子参价格呈现先升高后下降再升高的趋势，由2009年前太子参市场低迷，种植户积极性降低，产量持续下降，至2009年下半年，太子参库存消耗，产新量不足，商家不断拉动价格攀升，年底统货价格升至50元/千克。经过2010年太子参行情走高的步伐加快，2011年上半年市场价格一路上涨至390元/千克，进而成为中药材市场万众瞩目的热点品种之一。然而，较高的价格极大地刺激了产区参农的种植积极性，随后几年里太子参的产量增加，到2013年全国太子参产量达到历史最高，造成市场上供过于求的局面，价格降至40元/千克左右。2013年下半年至2016年上半年统货在45～60元/千克。由于库存量减少，2016年下半年太子参价格再次上升，至10～11月统货价格达130元/千克。

太子参用于多种中成药，最具代表性的为江中健胃消食片，随着近年来在保健品中的研究开发，太子参不再局限于中药的使用范围，多种保健食品以太子参为主要原料，如复方太子参颗粒、太子参口服液、太子参酒、姜汁太子参酥等。由于太子参含有糖类、氨基酸、脂肪酸、微量元素、磷脂类、环肽类、油脂类、苷类、挥发油类及甾酸类等多种营养成分，随着太子参药食两用的研制、市场拓展和产品开发，其产品有增加的趋势。

参考文献

[1] 国家药典委员会. 中华人民共和国药典（一部）[M]. 北京：中国医药科技出版社. 2015：62.

[2] 中国科学院中国植物志编写委员会. 中国植物志·第二十六卷[M]. 北京：科学出版社. 1996：66-69.

[3] 谢宗万. 中药材品种论述（上册）[M]. 上海，上海科学技术出版社. 1990：84-86.

[4] 彭成. 中华道地药材（下册）[M]. 北京，中国中医药出版社. 2011：3611-3626.

[5] 杨俊，王德群，姚勇，等. 野生太子参生物学特性的观察[J]. 中药材，2011，34（9）：1323-1328.

[6] 彭华胜，刘文哲，胡正海. 太子参的生物学与化学成分的研究进展[J]. 中草药，2008，39（3）：470-473.

[7] 康传志，周涛，郭兰萍，等. 全国栽培太子参生态适宜性区划分析[J]. 生态学报，2016，36（10）：1-11.

[8] 康传志，周涛，江维克，等. 野生太子参的生态适宜分布区划[J]. 贵州农业科学，2016，44（7）：96-100.

[9] 肖承鸿，江维克，周涛，等. 贵州太子参新品种"施太1号"的选育及推广[J]. 中国中药杂志，2016，41（13）：2381-2385.

[10] 肖承鸿，周涛，江维克，等. 太子参种子品质检验方法及质量分级标准研究[J]. 中国中药杂志，2014，39（6）：3042-3047.

[11] 颜培玲，王振华，靳志飞，等. 太子参的组织培养与快速繁殖研究[J]. 安徽农学通报，2016，22（23）：50-52.

[12] 戴军，姚厚军，张九玲，等. 太子参超低温脱毒及规模化组培育苗技术[J]. 生物学杂志，2014，31（3）：84-87.

[13] 高月娟，孟妍，张艳丽. 太子参抗应激作用的实验研究[J]. 齐齐哈尔医学院学报，2011，32（12）：1886-1887.

[14] 倪受东，夏伦祝，徐先祥，等. 太子参多糖对四氧嘧啶糖尿病小鼠的治疗作用[J]. 安徽医药，2010，14（5）：521-522.

[15] 曹莉，茅彩萍，顾振. 三种中药对糖尿病小鼠胰岛素抵抗的影响[J]. 中国血液流变学杂志，2005，15（1）：42-44.

[16] 夏伦祝，徐先祥，张睿. 太子参多糖对糖尿病大鼠糖、脂代谢的影响[J]. 中国药业，2009，18（9）：17-18.

[17] 陶玲，彭佼，范晓飞，等. 太子参粗多糖对大鼠急性心肌梗死诱发心肺损伤的保护作用[J]. 中华中医药杂志，2012，27（8）：2079-2082.

［18］徐立，陶玲，喻斌，等．太子参多糖对LPS诱导原代培养心肌细胞损伤的保护作用［J］．中药药理与临床，2008，24（6）：46-48.

［19］沈祥春，彭佼，李淑芳，等．太子参正丁醇提取部位对大鼠急性心肌梗死诱发心肺损伤的保护作用［J］．中华中医药杂志，2010，25（5）：666-669.

［20］王家葵，郑军，沈映君，等．太子参总提取物对环磷酰胺处理动物免疫功能及胸腺、脾脏核酸含量的影响［J］．中药药理与临床，1996（6）：16-18.

［21］龚祝南，戴岳，马辉，等.8个不同产地太子参对脾虚及免疫功能的影响［J］．中药材，2001，24（4）：281-282.

［22］蔡晶，李孝栋，陈旭征，等．太子参多糖粗提物对小鼠免疫功能的影响［J］．福建中医学院学报，2005，15（3）：33-35.

［23］黄文哲，柳燕，秦民坚，等．太子参提取物对免疫功能的影响［J］．现代中药研究与实践，2005，19（6）：35-37.

［24］李娟，傅颖媛．lgY、黄连、太子参影响幽门螺杆菌感染小鼠胃黏膜的变化［J］．中国临床康复，2006，10（31）：78-80.

［25］李娟，傅颖媛，黎健．抗Ⅰ型幽门螺杆菌lgY和黄连及太子参联合抗活性空泡细胞毒素A$^+$和细胞毒素相关蛋白A$^+$幽门螺杆菌的实验［J］．中国临床康复，2006，10（19）：78-82.

［26］刘维俊，黄光才，叶小青，等．太子参胶囊的药效学研究［J］．中药新药与临床药理，1994，5（3）：51，58.

［27］袁逸铭，高湘，许爱霞，等．太子参醇提物的抗脂质氧化作用［J］．中国临床药理学与治疗，2005，10（1）：83-86.

［28］张振明，葛斌，许爱霞，等．太子参醇提物对大鼠组织和红细胞的抗氧化活性［J］．第四军医大学学报，2005，26（22）：2062-2064.

［29］张振明，许爱霞，葛斌，等．太子参水提物的抗氧化活性［J］．中国医院药学杂志，2006，26（2）：147-149.

［30］李志华．太子参多糖对东莨菪碱所致小鼠记忆障碍的改善作用［J］．泰山医学院学报，2009，30（9）：673-675.

［31］蔡巧燕，林珊，肖桂清，等．太子参内生真菌体外抗肿瘤、抗氧化活性研究［J］．福建中医药大学学报，2011，21（6）：41-43.

［32］王喆星，徐绥绪，张国刚．太子参化学成分的研究（Ⅳ）［J］．中国药物化学杂志，1992，23（6）：65-67.

［33］杨冠琦，张君，丁晓欢，等．黄芪、太子参对大鼠肾小球系膜细胞MMP-2及TIMP-2-mRNA表达的影响［J］．2011，12（8）：673-675.

［34］樊华．复方太子参颗粒治疗小儿厌食症47例临床观察［J］．内蒙古中医药，2010，29（13）：65.

［35］陈德智．太子参止咳平喘散治疗支气管哮喘506例疗效观察［J］．湖北中医杂志，1996，18（1）：56.

[36] 孔宪兰, 王式云. 太子参降糖方治疗Ⅱ型糖尿病33例 [J]. 光明中医, 2000, 15 (4): 27-28.

[37] 肖会泉, 罗日永, 邓铁涛. 健脾活血方治疗慢性乙型肝炎54例疗效观察 [J]. 四川中医, 2005, 23 (6): 30-31.

[38] 江劲波, 袁通春, 赵复锦, 等. 再生复血汤治疗慢性再生障碍性贫血80例临床观察 [J]. 湖南中医药大学学报, 2008, 28 (3): 51-53.

[39] 雷松波, 池春梅, 金其全, 等. 太子参茎叶对断乳仔猪抗氧化和抗应激能力的影响 [J]. 福建畜牧兽医, 2014, 36 (6): 28-30.

[40] 缪伏荣, 董志岩, 刘景. 太子参茎叶作饲料原料的营养价值分析 [J]. 福建农业学报, 2015, 30 (9): 841-844.

[41] 李大庆, 夏忠敏, 邵昌余, 等. 太子参种植地杂草发生种类调查及防除技术 [J]. 植物医生, 2013, 26 (5): 48-49.

[42] 李忠, 孙兴旭, 潘仲萍, 等. 施秉县太子参根部病害发生及综合治理 [J]. 耕作与栽培, 2013, (2): 32-33.

[43] 龙光泉, 马登慧, 夏忠敏, 等. 施秉县太子参主要病虫害的发生规律与防治对策 [J]. 耕作与栽培, 2013, (2): 46, 55.

[44] 司开瑜, 熊朝成, 李慧. 太子参主要病虫害防治技术 [J]. 植物医生, 2015, 28 (6): 14-15.

[45] 王晓阁, 龙全江, 赵悦, 等. 产地不同加工方法对太子参药材中太子参环肽B含量的影响 [J]. 甘肃中医药大学学报, 2016, 33 (3): 45-49.

[46] 肖金华. 太子参及其伪品的鉴别 [J]. 时珍国医国药, 2011, 12 (6): 483.

[47] 梁兰萍. 太子参及其伪品的性状与显微鉴别 [J]. 中药材, 1999, 22 (9): 446-449.

[48] 赵丹, 周涛, 江维克, 等. 太子参药材的快速分子鉴定 [J]. 中国中药杂志, 2014, 39 (19): 3689-3694.

[49] 刘训红, 谈献和, 曾艳萍, 等. 不同产地太子参的质量比较研究 [J]. 现代中药研究与实践, 2007, 22 (2): 36-38.

[50] 李仕海, 刘训红, 曾艳萍, 等. 不同产地太子参中重金属含量检测 [J]. 时珍国医国药, 2007, 18 (8): 1825-1826.

[51] 杨昌贵, 江维克, 周涛, 等. 不同种源太子参中多糖和氨基酸含量的比较研究 [J]. 中国现代中药, 2014, 16 (1): 32-37.

[52] 康传志, 周涛, 郭兰萍, 等. 太子参商品规格等级标准研究 [J]. 中国中药杂志, 2014, 39 (15): 2873-2880.

[53] 房克慧, 刘训红, 李俊松, 等. 太子参中农药残留量检测 [J]. 现代中药研究与实践, 2007, 21 (5): 15-17.

[54] 赵卫星. 超声波提取太子参多糖工艺的优化 [J]. 时珍国医国药, 2012, 23 (8): 1972-1973.

[55] 潘兴桥, 李建萍, 荆旭慧, 等. 超高压技术提取太子参多糖的工艺研究 [J]. 宁夏农林科技, 2012,

53（11）：93-95.

［56］吴兵，陈新，何超，等. 太子参中环肽Pseudostellarin A的超声提取工艺研究［J］. 武汉工业学院学报，2011，32（2）：16-18.

［57］林文津，徐榕青，张亚敏. 超临界CO_2萃取与水蒸气蒸馏法提取太子参挥发油化学成分气质联用研究［J］. 药物分析杂志，2011，31（7）：1300-1303.

［58］林文津，徐榕青，张亚敏. 正交实验优化中药太子参氨基酸超声提取工艺［J］. 海峡药学，2006，18（1）：33-35.

［59］鲁振坤. 太子参价格涨势惊人拉动市场行情攀升［J］. 中国现代中药，2010，12（9）：43-44.

［60］陈家从. 太子参食用开发研究与展望［J］. 中国食物与营养，2011，17（3）：72-74.

［61］江维克，周涛. 太子参产业发展现状及其建议［J］. 中国中药杂志，2016，41（13）：2377-2380.